南京医科大学学术著作出版资助项目

基层医疗机构合理用药行为激励性规制

陈鸣声 编著

科学出版社

北京

内 容 简 介

本书从信息经济学和委托代理模型的视角对基层医疗机构不合理用药的影响因素进行根源分析，理论研究政府规制、医疗机构补偿机制和医疗保险支付方式之间的内在关系，在分析三者对卫生服务供方的激励机制和约束机制的基础上，以契约形式设计促进合理用药的激励性规制。实证考察服务供方通过药品招标、定价、处方、补偿和支付环节中进行信息寻租的行为，分析药品采购信息甄别、价格规制和处方行为规制对供方信息寻租行为的约束机制和效果；分析医疗机构补偿机制对促进供方合理用药行为的激励机制，测算基层医疗机构财政专项补偿和综合补偿模式的激励效果；分析不同支付方式对供方用药行为的规制强度、激励程度和收入风险，设计混合支付方式构建策略；在综合考量我国基层医疗机构零差率政策、补偿机制和支付方式改革效果的基础上，通过激励相容约束机制设计促进合理用药的医患契约。

本书可供卫生服务研究、卫生经济与政策领域的研究人员、专家学者，以及研究生与本科生阅读，还可供从事卫生管理实践的工作人员阅读参考。

图书在版编目（CIP）数据

基层医疗机构合理用药行为激励性规制/陈鸣声编著.—北京：科学出版社，2017.12

ISBN 978-7-03-056007-0

Ⅰ. ①基… Ⅱ. ①陈… Ⅲ. ①医院-用药法-医药卫生管理-研究-中国 Ⅳ. ①R452

中国版本图书馆 CIP 数据核字（2017）第 309687 号

责任编辑：郭海燕 / 责任校对：张凤琴
责任印制：张欣秀 / 封面设计：陈 敬

科学出版社出版

北京东黄城根北街 16 号
邮政编码：100717
http://www.sciencep.com

北京九州迅驰传媒文化有限公司 印刷
科学出版社发行 各地新华书店经销

*

2017 年 12 月第 一 版 开本：787×1092 1/16
2017 年 12 月第一次印刷 印张：10
字数：237 000

定价：**78.00** 元
（如有印刷质量问题，我社负责调换）

序

"租"，或者称"经济租"，其经济学原意指一种生产要素的所有者获得的收入中，超过这种要素的机会成本的剩余。我们通常所说的租金有三类，分别是垄断租金、独特资源的租金和创新能力的租金。所谓信息租金，就是利用"信息"去追求租金，即利用信息资源获取多余的收入，或者利润。医疗服务作为人民群众的基本公共服务需求之一，由于信息不对称或者不完全信息的存在，医疗服务提供方作为信息优势方利用信息优势获得的超过其在对称信息或者完全信息下应该获得的收益部分，该超额部分价值就是"信息租金"。

医疗机构的用药行为属知识密集型技术，存在发生过高额度信息租金的可能性。因为涉及医疗费用的控制、卫生资源的利用、医疗服务管理，以及医生、医院与患者之间的经济利益，医疗机构用药是否合理是影响各类医疗关系的重要基础与关键环节。在深化医药卫生体制改革和推进"健康中国 2030"行动纲领的今天，面对药费比例逐年攀升、看病贵、看病难的矛盾日益突出的问题，卫生改革已经进入深水区。我国的医疗服务业以公立医疗机构为主体，医院和医生的行为存在众多扭曲，在公立医疗机构的所有制性质和用人体制不改变的前提下，如何通过有效的规制设计，促使公立医疗机构和医生更好地为公共利益服务，促进医疗资源的优化配置是一个难题。该书力图从信息经济学和委托代理模型的视角对基层医疗机构医生用药行为及其影响因素进行分析，探讨政府、医院和医疗保险方的博弈关系，具体考察药品零差率政策、医疗保险支付制度和医院补偿机制的效果，该书作者在揭示我国基层医疗机构用药行为本质的基础上，提出构建基层医疗机构合理用药的优化路径和建议，对于我国公立医疗机构制订科学的管理制度与合理的优化对策具有重要的意义。

当然，对于人的行为研究是复杂的，也是存在一定争议的。对于特定的研究对象，是社会人还是经济人？是理性人还是半理性人？不同的判定可能会带来不同的、甚至完全相反的结果。因此，《基层医疗机构合理用药行为激励性规制》一书还有些许问题值得商榷，还需要进行更加深入和细致的研究。但无论如何，这是一本值得一读的书籍。在该书即将付梓之际，我欣然为之作序并向广大读者推荐。

南京医科大学党委书记 王长青

2017 年 10 月 18 日

前　言

自 20 世纪 40 年代抗疟药批量生产开始，不合理用药现象逐渐产生。长期以来，国内外医疗机构的多重用药、滥用抗生素类药品和针剂等问题较为普遍，在发展中国家尤甚。在我国，基层医疗机构不合理用药行为造成的大处方、药物滥用、无适应证用药等现象及后果同样值得关注，多项研究已经表明因不合理用药而造成的康复问题、致残问题、药物不良反应、耐药性及带来的疾病经济负担十分严重。因此，对医疗服务供方的不合理用药行为的干预研究和实践十分必要。

传统和普遍推广的不合理用药干预实践都是在 WHO 提倡的针对医学生和医生的药品合理使用的教育和在岗培训、针对需方的社区药品使用大众宣传，以及通过制订基本药物目录和基本药物制度的基础上，通过不具约束力的知识传播方式和以行政法规的手段构建和实施的。然而，分析不合理用药影响因素的研究发现，促使医生不合理用药的动机与一个社会经济发展水平、医疗保健制度、医疗机构补偿机制等外生性因素，以及医生具有诱导患者需求的内生性因素有关。一般性的药品使用教育干预和基本药物制度推广措施并不能消弭或者改变经济激励因素对于医生过度用药的刺激作用。

对医生诱导需求的研究表明，医生诱导动机得以实现的条件在于卫生服务供方和患者之间存在严重的信息不对称及医患之间的委托-代理关系。具有信息优势的医生作为患者的代理人负责为患者制订治疗方案和给药决策，而同时他又是决策方案的直接受益者。因此，作为理性人的医生可以在信息不对称的条件下产生自利性的不合理用药行为而不被发现，而医疗机构收支管理方式、医生收入分配制度、药品价格政策的设计机制可能会促使不合理用药现象更加严重。所以，传统的合理用药教育培训的方式和行政干预手段很难改变医生通过用药趋利的经济激励机制。

目前，我国政府已经认识到通过"头痛医头"的合理用药规制方式很难从根源上解决药品获益对医生收入的经济刺激作用。因此，在我国新一轮医药卫生体制改革中，不仅通过在基层医疗机构实施基本药物制度达到规范用药的目的，而且在基层医疗机构实施了药品零差率政策、医疗机构补偿机制改革、绩效考核机制、支付制度调整等一系列综合改革措施，以期通过调整服务供方的经济激励机制，解除药品和医生收入的挂钩，规范医生合理用药。

但是，通过经济激励机制调整达到规制基层医疗机构不合理用药行为的目的，需要较为先进的理论知识和相对复杂的机制设计。鉴于在当前的基层医疗机构综合改革过程中，已经发布和出台了多项针对卫生服务供方的经济补偿政策和行为规范措施，如何在一项政策设计时体现激励机制和约束机制的有机融合，或者在多项政策配套实施过程中发挥规制与激励的联动效应，通过激励相容约束的方式，促使卫生服务供方自觉地实现合理用药行为，在实践和学术两个方面都具有重要的意义。

本书围绕基层医疗机构用药行为及其激励性规制进行探讨，结构安排如下：

首先，本书介绍研究背景、研究意义、研究目的与内容，阐明合理用药的概念、要素及有关理论基础和研究方法，回顾不合理用药的国内外研究进展，介绍卫生领域内激励性规制的干预研究。

其次，本书以医生内生性药品诱导需求为起点，在分析不合理用药行为的产生动机和实施条件的基础上，以契约设计的视角讨论具有可行性的规范医生用药行为的激励和约束机制。介绍信息不对称的条件下对医生的信息租金进行规制的理论和实践，并且通过实证考察我国医药卫生体制改革的相关政策规制基层医疗机构信息寻租、促进合理用药的效果。

再次，本书利用专家访谈法，结合我国5省15个区县的基本药物中标药品品种和中标价格资料，分析基本药物集中招标采购中使用特许投标竞价对于规制卫生服务供方信息寻租的作用；利用倍差法定量分析我国83个县（市、区）基层医疗机构的2007年度和2010年度的门诊处方资料，综合分析药品零差率政策和医生处方规范措施对于规制服务供方信息寻租行为、促进合理用药结果的影响；通过对实施混合支付方式准实验典型地区进行案例调查，解构支付方式设计的要素，分析支付方式的激励作用和风险分担机制对医生用药决策的影响，以及医生可能产生的应对机制。在此基础上，对于混合支付方式的构建策略进行理论研究。

最后，本书进行回顾与讨论分析，在分析我国基层医疗机构综合改革各项政策举措对供方用药行为激励机制和约束机制的基础上，通过激励相容约束机制形成促进合理用药的医患契约。

本书主要在以下几个方面有所突破和创新：第一，不同于以往供方不合理用药行为的规制性研究，本书发现，在信息不对称条件下，与患者形成委托-代理关系的服务供方可以导致规制失灵。通过理论分析激励机制和规制工具的内涵，发现两者的内在统一，进一步采用激励性规制的理念对供方不合理用药行为进行研究，并结合契约理论中激励相容约束理论，设计激励性规制机制规范供方用药行为，这在合理用药行为研究中具有一定创新性。第二，本书首次提出通过按信息来源类型对支付方式进行分类，分析基于不同信息来源的支付方式的信息寻租规制作用、财务风险大小和经济激励作用，并在此理论指导下，提出混合支付方式构建策略和理论依据。第三，本书在社会学研究中引入准实验前瞻性设计，按照随机化原则进行分组，在计量分析方法中，使用倍差法消除混杂因素的效应，比较精确地反映了干预研究的净效应。

　　本书的研究工作得到国家自然科学基金青年科学基金项目《卫生筹资再分配视角下全民健康覆盖的筹资机制实证研究与策略构建》（71503137）、南京医科大学学术著作出版资助项目（2016XZZ02）和江苏省高校"青蓝工程"人才项目的资助。这些资助对本书的构思和研究内容实施给予了巨大的支持和动力，同时也提供了很好的出版与应用背景。

　　本书对合理用药行为研究，主要通过经济激励和约束机制对供方行为进行分析，没有考虑其他非经济激励（如声誉、晋升等）、社会文化、经济发展水平、政策环境对供方行为的影响。另外，不合理用药行为也可能源于需方，本书并没有对此进行分析，分析结果可能并不全面。另外，本书干预前后时间较短，政策实施的各项策略并没有完全被理解和接受，行为习惯的影响可能存在于供方活动中，同时政策效应的实现具有滞后性，因此文中数据反映的结果可能并不完全代表政策干预的实际效应。

　　由于用药行为研究是一个较新的领域，对于该领域的研究尚于探索阶段，同时由于作者水平和能力所限，书中存在不足和尚需完善的地方，恳请读者批评指正。

编　者

2017 年 9 月 5 日

目　　录

第一章 绪 论

一、研 究 背 景

（一）合理用药的概念

1.合理用药的定义

1975 年，世界卫生组织（WHO）在第 28 届世界卫生大会上提出面向发展中国家的基本药物政策。1985 年，WHO 在内罗毕召开的合理用药专家会议上，在强调临床合理用药与国家基本药物政策相结合的基础上，明确了合理用药的基本定义："患者接受的药物符合他们的临床需求，药物剂量符合个体需要，疗程足够，药品价格对社区患者最为低廉。"20世纪 90 年代以来，随着医药技术的发展和对合理用药理论认识的不断加深，国际上药学界就合理用药内涵逐渐达成共识，对合理用药赋予更加科学和完整的定义：以当代药物和疾病的系统理论和知识为基础，安全、有效、经济、适当地使用药物，这就是合理用药。

2.合理用药的标准

1989 年在 WHO 和国际基金会资助下，在美国卫生管理科学研究所（Management Science for Health，MSH）技术指导下，成立了旨在推动发展中国家合理用药为目的的合理用药国际网络（International Network for Rational Use of Drugs，INRUD）。INRUD 成立后，与世界卫生组织基本药物行动委员会（WHO/DAP）密切合作，于 1993 年出版了适用于发展中国家的《医疗机构合理用药调研方法与评价指标》（*How to Investigate Drug Use in Health Facilities*），主要从处方指标、患者关怀指标和医疗机构指标三个方面对合理用药进行调研和评估。目前，对于合理用药的重点评价指标主要通过每次就诊处方用药平均品种数；使用药品通用名占处方药物比例；抗生素使用患者比例；抗菌药使用患者比例；联合使用抗菌药的比例；针剂使用率；基本药物或处方集药物的比例等进行评估。WHO 建议发展中国家的门诊处方中的西药品种数介于 1.6～2.8，抗生素使用率为 20.0%～26.8%，注射剂使用率为 13.4%～24.1%；我国卫生部门曾规定每处方药品数上限为 6；国内关于合理用药评价标准的研究显示，其中单张处方平均抗菌药物品种数参考值为 0.77～1.271 种。但是，合理用药是一个相对概念，没有一个绝对的评价基准。消除不合理用药的问题，从目前采取的措施来看，主要还是通过建议医生采用限定的药品（如基本药物）和降低药品的数量来达到合理用药。

（二）不合理用药的现状与表现

1. 国外

目前，全球的不合理用药情况十分严重：WHO认为全球死亡患者的死亡原因1/3是由于不合理用药造成的，与发展中国家不合理使用有限卫生资源有关。不合理用药的表现有用药方法不当、大处方、多药合用、用药不足、滥用抗菌药、无适应证用药等。在美国，不合理用药导致8%～10%患者住院治疗，25%的65岁以上老年人因药物不良反应入院治疗，不合理用药每年导致的疾病和不良反应耗资10亿美元，包括150万美元的额外住院费用，以及导致超过10万名患者死亡；英国每8名患者中，至少有1名是由于不合理用药或药物本身的原因造成的。不合理用药的问题还体现在滥用抗菌药物、不合理使用激素、输液和注射剂等。欧洲国家中，德国一个儿科ICU，有46%的新生儿和59%的儿童接受抗菌药物治疗；匈牙利被调查的8家医院在进行清洁切口围手术时，用药高达44%，用药超时达59%；丹麦及其他欧洲国家1/3以上的患者接受过抗菌药物治疗。在拉丁美洲，抗菌药物不仅在门诊和院外治疗时被普遍滥用，而且在住院治疗时也被滥用，特别是对于外科预防类药品，不加选择、不择时机和延长用药时间的情况十分严重，导致细菌耐药性水平明显高于欧美发达国家。在印度，一项调查结果显示，约44%的治疗性和预防性药物使用不合理，1/3的围手术用药时间高达7天以上，超过78%的医生用药凭经验，从而导致了更高的院内感染率。

2. 国内

我国的不合理用药现象及后果也十分严重。据国家食品药品监督管理局统计，2012年国家药品不良反应监测中心收到药品不良反应报告120万余次（严重不良反应24万余次），比2011年增加40.7%。其中，81.6%的不良反应是由化学药造成的，而这其中主要是由抗感染类药物的滥用所致。我国有0.5亿～0.8亿残疾人，其中听力残疾者占1/3，其中60%～80%的患者与使用氨基糖苷类抗生素有关。我国呼吸系统疾病患者主要死于肺部感染，但是作为治疗肺部感染的主要药物——抗生素合理使用率不到50%；住院患者抗菌药使用率达80%，其中联合抗菌药使用率为58%，远超过国际标准（30%）。约有75%的门诊感冒患者应用抗菌药物，而这一指标在外科手术中为95%。

（三）不合理用药影响因素的研究

关于导致不合理用药影响因素的研究最早是在欧美国家。随着科技的发展，新的药品和技术不断出现，新药物和新技术使用的合理性的监督与评估，在医院的日常管理、提高医院的医疗质量中显得日益重要。如何加强对供方行为的监督和约束，规范医生用药行为倍受关注。

1974年，第一个药疗过程评估方法正式产生于美国，其目的在于评估药物治疗方案，以使方案合理化，并进行成本有效的药物治疗。该评估方法是以处方为对象，评估一个医院或社区药物利用情况，了解药物使用的发展趋势，以及滥用、不合理使用与大处方等现象。研究过程中，先后采用费用、处方数作为计量单位。1993 年，WHO 推荐的限定日剂量（defined daily dose，DDD）作为药物消耗统计的计量单位，可方便不同研究结果的比较。前期以观察性、分析性研究为主，寻找导致影响医生不合理用药行为的因素，如研究持有基金的全科医生（GP）和不持有基金的全科医生用药行为影响因素的异同；Malcolm 等将新西兰和澳大利亚医生用药行为的影响因素进行比较。后来，有些学者把试验流行病学的方法引入对合理用药的研究中，通过比较试验组和对照组医生处方的差别，研究引起医生处方行为改变的因素。对非类固醇抗易激药物的研究发现，通过施加干预，在 8 个半月的试验期中，使用 BNNSAID（brand name non-steroidal anti-inflammatory drugs）的处方从 10.5%下降到 6.9%（$P < 0.000\ 1$），节省费用 131 172 美元。WHO 指出高达 50%的药品被医生不适当使用，并由此导致了巨大的卫生资源的浪费、患者耐药性增强和低效的卫生服务产出。

在不合理用药行为理论研究方面，麦克吉尔和波里从医生诱导需求和目标收入模型的角度分析不合理用药的原因：医疗服务价格具有刚性，在目标收入假设下，医生通过处方更多的药品可以保证目标收入，或者医生将诱导患者的药品需求以保证目标收入；Ensor 和 Cooper 指出卫生服务供方可以控制需方患者合理用药的使用。埃文斯从医生效用角度出发，认为不合理用药存在一个最高"阈值"，他指出过度的用药行为导致的引致需求会造成医生的负效用，医生要负担引致需求的心理成本（psychic cost）。

国内较早的对医生合理用药行为进行研究的是程晓明教授，其在当时我国实行"三限"（限价、限量、限种数）的政策背景下，分析医生的用药行为。其在对医生不正当行为的研究中发现，医生诱导需求与医生不正当处方有正相关关系，并提出通过控制药品进价和完善基本药物，确定医院分级基本用药范围的方法规范医生的处方行为。

江滨等分析了医药政策法律、社会文化、执业环境、患者特性、药厂促销活动、药品属性、执业环境、医生个人特性的因素与合理用药之间的关系。于坤等的研究表明医疗保健制度、医院的补偿机制、药品自身的因素、专业期刊的药品信息和传媒的作用对医生用药行为会产生影响，同时特别指出，当患者表达获得药品的期望时，尤其是当医生意识到患者有这种期望时，患者得到药品的频率要显著性增强。孟庆跃教授论述了医生在药品处方和销售中处于控制地位的现象，指出医务人员由于较低的基本工资和潜在的较高的药品回扣利润，具有诱导患者需求的倾向，并实证列举在重庆、甘肃和河南的乡镇卫生院和村卫生室存在的不合理用药行为，同时，提出了分离医生处方权和配药职能的建议。Lucy Reynolds 等通过对没有适应证患者却采用抗菌药物治疗的处方进行分析，并对该类患者及其主治医生进行访谈，发现不仅医生诱导患者使用不必要的抗菌药、输液和注射十分普通，而且由于患者缺少临床医药知识和希望早日康复的期望，认为多开药，尤其是使用新药是必要的，即医患双方在实质上达成了过度用药的一致。陈英耀教授和 Stuart O. Schweitzer 的一项医药政策研究表明，在按项目付费的支付方式下，医生具有很强的提供昂贵的医疗机械和新型药品的欲望，因此成本补偿型的后付制的支付方式不能达到控制卫生费用的目标。

通过上述的分析发现，合理用药受到多种因素限制：①不同医生开药习惯，不同患者对药品的需求，不同药品使用方法的不同等这些个体性差异造成的随机性不合理用药现象；

②社会文化、经济水平、医疗保健制度、医院的补偿机制等外生性因素对医生用药行为造成的影响；③由于经济激励的原因，具有信息优势的医生诱导患者使用不必要的医疗服务，这属于医生主观内生性因素对于不合理用药行为造成的影响。基于上述不合理用药影响因素分析，除偶发性不合理用药外，经济运行机制、补偿政策及医生内在自利性需求对于不合理用药具有重要影响作用。因此，本研究主要从经济激励及如何规制的视角对不合理用药行为进行研究。

（四）我国不合理用药的干预研究

我国对不合理用药的干预，主要表现在两个方面：①通过在试点地区实施特定干预和采取具体办法，促进试点地区合理规范用药，同时评价实施干预的效果，以期能够找到控制不合理用药的办法；②在试点干预的基础上，政府在全国范围内出台各项政策文件或建立相关制度，规范医务人员用药行为。

2000 年，卫生部和联合国儿童基金会在我国西部农村地区开展了基层医务人员用药试点干预研究。具体干预包括：在乡村一体化管理的基础上，将乡村两级医疗机构的药品收入和部分医疗收入上缴县卫生局，根据其预防保健工作和医疗工作的服务量、合格处方量、服务半径和人口等情况给予评分，根据其得分的多少给予合理补偿，以保证其收入的合理性，改善重医疗、轻预防的状况，同时其收入的多少与其药品的收入多少无直接关系。研究发现，实施以医药分开为主的机构补偿改革具有一定的可行性，在一定程度上促进了医务人员的合理用药；实行乡村一体化管理、药品集中采购规范了医疗机构的药品质量，促进了合理用药；增加劳务费有可能诱发过多注射、人为增加就诊次数的不合理用药行为。卫生部与联合国儿童基金会在我国实施了农村初级卫生保健项目（PHC）项目，实施的主要的措施包括乡村卫生组织一体化管理，实施乡村医生资格统一认定；制定乡村基本药物目录，严格按照目录内药品开药，使用统一处方；开展乡村两级合理用药培训；项目模拟政府投入，购买乡村公共卫生服务；实行统一采购、统一定价、公开药价的政策。研究结果发现项目地区干预措施在一定程度上保证了医疗机构用药质量和药价，对于遏制过度用药、控制处方费用有积极作用；同时，基本药物目录在一定程度上推动了项目地区合理用药，但在实施过程中如果不考虑医务人员切身利益，不从体制上解决问题，单纯依靠行政手段将会很难实施；对村医的补助可以减少村医的开药倾向；乡镇卫生院统一采购药品，对降低药品购销差价有作用，但需要卫生行政部门和药监部门共同参与，整顿药品流通价格。1999 年，在世界银行贷款卫生VIII项目支持下，重庆、安徽等的部分贫困农村地区开始实施基本药物与合理用药政策，包括制定基本药物目录、临床诊疗规范、合理用药手册，对医生进行教育和培训，以及由县级卫生行政部门定期对政策实施情况进行督导，实行医疗机构一体化管理、印制统一处方、规范药品采购等措施，以实现控制抗生素、激素滥用，控制静脉给药方式的使用，控制处方费用的目的。项目实施后发现，集中招标采购是保证乡村获得基本药物的有效方法；将基本药物与合理用药相结合；增加对农村卫生工作的投入，改善医务人员工资、待遇，改变以药养医局面，促进合理用药。2011 年，河南省开始在全省范围内实行新农合（新型农村合作医疗）住院费用标准化支付制度改革，对省、市、县、乡新农合定点医疗机构全部实行按病种付费，控制医生不合理用药行为，遏制医药费用的不合理增长。具体做法包括：利用医保经办方与医疗服务提供方价格谈判机制，以临床路径和现实的医疗费用水平为谈判基础，明确医院支付制度改革经费结余分配办法，建立新型的供方激励机制。在支付方式机制设计时，建立医疗机构的激励机制，以提供低费用高质量服务的医疗机构可以获得更多补偿，反之则受到严厉惩处为目标，通过有效的绩效奖惩制度，如设定略高于服务成本价格的支付标准；对有效实施的成本控制形成的资金结余，采用双方分成或全部留归服务机构的方式，鼓励医疗机构提供更高质量、更多数量、更低成本的卫生服务。初步实施效果表明：试点医院病种覆盖率达到 50%以上，保证了医疗服务和药品的质量，带来了用药行为的改变，药占比和抗生素使用均在下降，控费效果得以体现。

通过上述试点地区干预研究结果发现：通过调整医疗机构的收支管理、实施机构补偿改革、多渠道增加医疗机构和医务人员收入、构建有效的医疗机构激励机制、实施集中招标采购、建立基本药物制度、规范医生处方行为对于减少医生用药倾向，规范药品质量和降低用药数量，促进合理用药行为具有积极作用。

在合理用药制度建设和政策引导方面，2009 年 4 月我国出台了《中共中央国务院关于深化医药卫生体制改革的意见》，新一轮医改开始，"在政府宏观调控下充分发挥市场机制的作用，建立科学合理的医药价格形成机制，引导医院合理用药"。同年 8 月，卫生部、发改委等九部委共同发布《关于建立国家基本药物制度的实施意见》、《国家基本药物目录管理办法（暂行）》，通过在基层医疗机构首先建立基本药物制度，完成"保基本、打基础、强基层"的任务。但是，从政策发展历程看，无论是以往政府出台的若干药品使用管理办法，如《中华人民共和国药品管理法》、《处方管理办法》、《抗菌药临床应用指导原则》、《医院处方点评管理规范》，还是从 20 世纪 70 年代末我国开始制定基本药物目录，虽然各项政策法规和管理办法都对不合理用药、利用处方牟取私利的行为采取了限定措施和严格的惩罚手段，但都没有从根本上解决医疗机构不合理用药现象。究其原因，结合上述不合理用药的影响因素和我国部分试点地区研究结果表明，政策制定者没有将卫生服务提供者作为理性人对待，而作为理性人的医务人员具有自利性和风险回避的特征，尤其是医生在拥有优势卫生技术知识信息的条件下，通过诱导患者用药的方式实现自我谋利的可能。而以往制度和政策的思路在于通过行政权力和惩罚警戒的作用解决不合理用药行为，但由于很难从专业角度判定而流于形式。而更为深刻的原因在于上述制度和政策都没有从根源上解决药品利润对于医生收入的经济刺激作用。所以说，单独的建立国家基本药物制度或药品零差率政策很难达到合理用药的目标。因此，政府又出台了《国务院办公厅关于建立健全基层医疗卫生机构补偿机制的意见》及"基层医疗机构综合改革以奖代补"等办法，以期通过绩效考核和经济激励的方式，解除药品和医生收入的挂钩，规范医生用药行为。上述政策的出台说明政府已经开始关注通过经济激励手段规制卫生服务供方的不合理用药行为，但并没有在政策层面说明这些经济激励手段的设计机制，同时现有研究缺乏系统实证依据评价这些政策对于规范供方用药行为的实际效应；而上述试点研究虽然对干预效果进行了评估，但并没有在评估结果的基础上对规范用药行为提出完善机制设计的建议，即没有发挥从实证研究到规范研究的反馈效应。因此，在分析规范用药行为政策机制的基础上，对政策效应进行评估，通过政策实际效果反馈和完善政策机制，形成更好的制度安排具有重要意义。

（五）卫生领域内激励性规制理论研究与实践

传统规制理论由于忽视信息不对称的客观存在，因此其规制方案在实践中缺乏效率。20 世纪 70 年代末、80 年代初在理论界随着信息经济学、委托-代理理论、机制设计理论的产生和发展，以及 20 世纪 70 年代出现的全球性放松规制浪潮，激励性规制理论应运而生。

激励性规制理论（incentive regulation）是在信息不对称的委托-代理框架下，设计激励方案，给予企业一定的自由裁量权，以诱导企业正确的利用信息优势，选择规制者所期望的行为，提高经营绩效，减少逆向选择和道德风险，最终使企业降低成本、获得利润，实现社会福利最大化。激励性规制的最优方案其实是次优，因为它是在最小化委托人让渡给代理人的租金的约束下的最优，因而是偏离资源配置最优状态的次优。激励性规制研究主题基本上都涉及规制者与被规制者之间的目标差异和信息差距的问题。激励性规制理论一般假设企业目标是追求利润最大化，规制者目标是实现社会福利最大化，由于双方目标不一致，需要在委托-代理的框架下设计一种机制，在两者之间的目标达到平衡。在此基础上，激励性规制主要研究在信息不对称条件下具有信息优势的被规制者信息寻租行为及其激励问题。

目前，国外激励性规制实践主要集中在自然垄断性行业，对于卫生领域内研究和干预还比较少，如 John Ernes Schreider 指出 20 世纪 80 年代在美国部分州实施的医疗服务业的费率规制，就是一种激励性规制，主要是针对当时医疗费用的快速上涨问题，规定医疗机构所能够收取的最高价格上限。通过对医疗机构可变成本、资本支出、通货膨胀率和预期收益的测算，以及预测每年服务人口，测定每一病例或每一项目的最高费用。被规制医疗机构服务单元不得超过这一费用上限。研究结果表明，设定费率规制措施在控制医疗费用方面的效果相对比较明显，对服务质量的负面影响不大。通过确定的医疗服务成本与医院平均成本进行加权平均，有助于降低政府对医疗服务机构提供信息的依赖程度。但是进一步研究表明，设定费率规制对医疗服务质量仍有一定的潜在影响，需要同步采取其他配套措施，才能更好地保障患者权益。因此，在信息不完全和动态博弈的条件下，任何一种规制措施都是有其不足之处的，在执行过程中被规制者会做出反应，通过调整其经济行为增加自身效用水平，并可能对其他经济主体产生消极的影响。

我国卫生领域内专门的激励性规制研究则更少，散见于部分文献或研究报告。例如，胡鞍钢曾指出药品招标采购过程的寻租行为导致的经济损失最终会转嫁到患者身上；吕佳提出通过"竞争制度、产权制度和规制制度有机统一"，对我国的药品生产企业进行激励性规制改革，增加企业之间的市场竞争，对卫生资源进行合理分配；叶旭颖指出通过增加信息的供给量、设定药品最低质量标准和对合格药品生产企业发放生产经营许可证的方式解决药品成本无效率的问题；傅铭深提出选择报酬和连续努力水平的委托人-代理人模型，设计信息租金在不同医疗机构、保险机构进行分割和支付的多种方式，以促使医院利益、医生个人利益的最大化与公共利益的最大化达成"激励相容"。结合上述激励性规制理论与国内外研究表明：经济激励机制可以正向，也可以负向影响被规制者行为；在存在信息不对称条件下，在规制信息租金、设定质量下限、价格上限或者引入竞争机制及被规制者资质认定的基础上，给予设定水平的经济激励，即激励约束条件下，可以产生"最优"（即帕累托次优）状态的卫生资源配置。因此，借鉴激励性规制的理论和方法研究不对称信息条件下的供方用药行为具有重要意义。

二、研究目的与目标

（一）研究目的

本研究拟通过信息经济学和委托代理模型的视角对基层医疗机构不合理用药的影响因素进行根源分析的基础上，理论研究政府规制、医疗机构补偿机制和医疗保险支付方式之间的内在关系，在分析三者对卫生服务供方的激励机制和约束机制的基础上，以契约形式设计促进合理用药的激励性规制，实证考察对医疗机构收支结构、医生用药行为和患者用药影响，在分析当前零差率政策、补偿机制和支付方式改革效果的基础上，构建基层医疗机构合理用药的优化模型。

（二）具体目标

（1）基层医疗机构不合理用药根源分析及规范供方合理用药行为的激励性规制设计。

（2）分析服务供方通过药品招标、定价、处方、补偿和支付环节中进行信息寻租的行为，分别从理论和实证角度分析药品采购信息甄别、价格规制和处方行为规制对供方信息寻租行为的约束机制和效果。

（3）分析医疗机构补偿机制对促进供方合理用药行为的激励机制，测算基层医疗机构财政专项补偿和综合补偿模式的激励效果。

（4）分析不同支付方式对供方用药行为的规制强度、激励程度和收入风险，设计混合支付方式构建策略。

（5）在分析我国基层医疗机构综合改革各项政策举措对供方用药行为激励机制和约束机制的基础上，通过激励相容约束机制设计促进合理用药的医患契约。

三、研究方法与资料来源

（一）指导性理论框架

1. 政策循环理论

研究借鉴世界银行研究中心的政策循环理论，作为全书的指导性理论框架，对基层医疗机构较为常见的不合理用药现象进行诊断分析，以卫生经济学中的供给诱导需求现象作为全书的逻辑起点，通过信息不对称的视角和委托-代理模型查找原因并进行根源分析；运用信息经济学，特别是医患契约机制设计的理论分析基层医疗机构医务人员的寻租行为；在卫生发展与改革理论框架的指导下，分别剖析政府规制、医疗机构补偿机制和支付方式设计对卫生服务供方合理用药的激励约束机制，并在可行性分析基础上进行医患最优契约

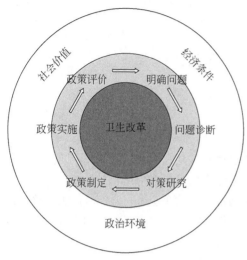

图 1-1 政策循环理论：卫生改革系统分析环路

机制设计，并在契约设计的机制策略进行实证研究，通过理论分析和实证结果对比研究提出促进基层医疗机构合理用药的政策建议（图1-1）。

2.卫生改革与发展理论框架

采用世界银行和哈佛大学设计的卫生发展与改革理论框架，针对卫生部门中的问题诊断和卫生改革中的政策需要，通过对筹资（financing）、支付（payment）、组织（organization）、管制（regulation）和行为（behavior）五个调控机制的调整和改革，影响卫生服务的中间指标（包括可及性、质量、效率、成本），最终促进人群的健康状态、财务风险保护和满意度三个结果测量维度的发展（图1-2）。

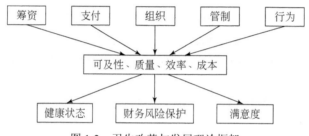

图 1-2 卫生改革与发展理论框架

筹资环节包括筹资来源、筹集的方式、筹资总量及资金的分配和流向，同时考虑到重点优先项目的安排，如通过资金来源、流向和目标项目分配的方式，对供方用药行为及影响合理用药的医疗服务行为产生作用，通过改变药品使用可及性、质量和成本，对需方的财务风险、健康状态和满意度产生影响。

支付环节指向卫生服务供方（包括医疗机构和医生）提供的筹集资金的具体支付方式和支付水平，它直接决定卫生服务提供者的行为和卫生服务相关成本。对于供方采取不同的支付方式和支付标准，将改变医生的药品成本选择方案和处方行为，直接对供方用药水平的合理程度造成正向或负向影响。

组织环节包括宏观层面医疗机构的组织形式、运行机制、市场竞争程度及不同组织间的契约关系；微观层面包括医疗机构的管理方式、不同管理层次构架、员工激励机制、能力和态度等；本研究主要从宏观角度的契约关系和微观视角的激励机制分析对供方用药行为的影响。

管制环节是通过行政手段或法律规章制度的方式解决市场失灵的问题，如垄断、外部性、公共物品和不完全信息等，营造公平的市场环境。在医疗服务市场，信息不对称诱发供方在服务提供过程中的自利行为。在研究中，通过分析药品招标、定价、处方等环节的规制作用，分析对药品合理使用结果的影响。

行为环节指影响个人行为的方案及其理念的设计、实施和监督过程，包括卫技人员行为、个人就医行为、患者的依从性和居民的生活行为等。本研究主要分析在特定制度和政策机制设计下的干预和经济手段影响下的供方行为。

通过上述分析发现，不仅各种调控机制对卫生系统绩效和供方（用药）行为产生影响和作用，各种调控机制之间相互关系和作用亦对供方用药行为产生影响。例如，相同的筹资来源和筹资总额在不同支付方式的影响下，会产生不同的用药行为，并且会对药品可及性、质量、效率及财务风险、患者健康状态产生影响；特定组织形式下的医疗机构对员工的激励形式，在政府的管制手段调节下，对供方产生激励和规制的协同作用，可能会对供方的用药行为结果产生更好的影响，等等。

因此，基于以上分析，在本研究中，不仅分析各种调控机制可能存在的对供方用药相关行为的影响，而且分析了各种调控机制可能存在的相互作用，以及作用发挥的机制，对用药行为产生的影响。

3. 研究分析总框架

基于卫生改革与发展理论框架，各种调控机制不仅可能会对卫生服务结果产生作用，调控机制之间的相互作用和关系也会产生互动，改变调控机制发挥作用的方式，并进一步对卫生服务结果产生影响。在本研究中，通过激励性规制研究供方用药行为这一新命题，实际上就是在一定的组织环境下，分析调控机制中的激励性因素、规制手段，以及（或者）两者间的相互作用机制对供方用药行为的影响。具体而言，通过分析医疗机构补偿机制（筹资环节）和支付方式形成的激励机制和规制手段分别及共同影响，导致药品价格政策、投入机制、经济风险和医生行为干预的调整和变化，将会对供方的激励机制产生何种影响，并进一步对于供方的用药行为产生何种变化，通过医疗机构收支结构、医生收入和处方调查，评估不同调控机制及相互作用机制对于规范供方合理用药的效果。同时，在政策循环理论指导下，从卫生系统内的问题诊断入手，介绍政策制定和实施的过程，通过对干预结果评估和分析，反馈到政策制定过程，以完善政策的机制设计（图1-3）。

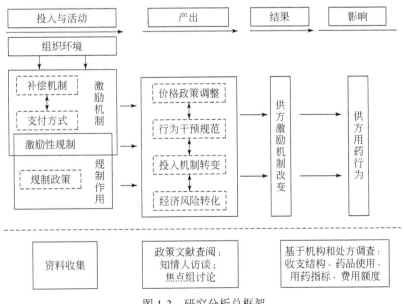

图 1-3　研究分析总框架

（二）资料来源与调查方法

1. 文献查阅

系统检索 OVID、Web of Science、Elsevier、Wiley Online Library、中国期刊全文数据库、万方数据资源系统、中国优秀硕士/博士论文数据库等电子数据库资源，共参阅国内外有关委托-代理理论、寻租行为、合理用药相关研究、医疗服务价格规制、基层医疗卫生机构补偿、支付方式研究、激励性机制设计等已发表的论文及未发表内部研究报告共 280 余篇。

2. 政策文件

回顾了我国新中国成立后不同历史阶段医疗服务和药品价格管理、基层医疗机构补偿方式和医疗保险管理的政策文件；文献查阅了医药卫生体制改革前后我国中央和地方政策出台的一系列指导意见、政策文件、基层医改的具体措施办法、基层医疗机构药品招标采购办法、零差率政策、医疗机构补偿政策、各地支付方式改革进展资料、处方管理办法和合理用药相关政策文件。

3. 卫生服务统计资料

查找了世界卫生组织、国家统计局和卫生部网站，调查地区的卫生年鉴、卫生工作统计报表和财务报表等相关信息。

4. 现场调查

本研究现场调查按照"点面结合"并行的原则，综合采用面上调查、现场访谈和典型地区准实验前瞻性研究的方式，对相关数据和访谈资料进行收集和分析。通过面上调查反映全国基层医疗机构运行和门诊处方的总体情况；通过现场访谈记录医改相关政策在各地实施开展情况和对基层医疗机构用药行为的机制分析；通过典型调查观察分析干预性研究对基层医疗机构和医务人员用药行为影响和效果分析。

（1）基层医疗机构及门诊处方调查：本研究选取全国 94 个样本地区的基层医疗机构调查和处方调查资料，系统收集基层卫生服务机构 2007 年和 2010 年的机构运行情况、收支数据、门诊服务、药品使用、基本药物和医保药品使用情况、处方金额情况等。

本研究调查地区涉及全国 31 个省（自治区、直辖市），共 94 个县（市、区）。与药品采购与使用有关的调查内容包括：基层卫生机构基本情况；服务人口情况；人力资源情况；2007 年和 2010 年度药品采购与使用情况；收入支出情况；抗高血压基本药物配备与最低药费情况等。门诊处方调查按确定的 94 个县（市、区），随机调查 1 个社区卫生服务中心（乡镇卫生院）及其辖区内 2 个社区卫生服务站（村卫生室）。共调查 94 个社区卫生服务中心/乡镇卫生院和 188 个社区卫生服务站/村卫生室。每个基层卫生机构，分别抽取 2007 年和 2010 年 3 月 17 日、6 月 17 日、9 月 17 日、12 月 17 日 4 天，在每天所有普通门诊处方（除急诊、高干、传染、外科、中药饮片、检查、化验的单子外）中机械抽取 25 张处方（社区卫生服务站和村卫生室每天抽取 15 张处方），分别登记每张处方中药品品种数、抗生素与注射剂品种数、通用药品名称品种数、基本药物目录品种数、属于当地基本医疗保险/新农合药品目录品种数及处方金额等。本次调查共回收 53 764 张门诊处方（2007 年：28 594 张；2010 年：25 170 张）。

数据资料回收之后，为了保证数据可比性和准确性，按照基层医疗机构的名称和组织机构代码进行配对，选取均参加两次调查的基层医疗机构及其门诊处方资料作为研究对象。经匹配后，共有 83 个样本地区的 83 家基层医疗机构（社区卫生服务中心或乡镇卫生院）符合入选条件，作为本研究的机构调查资料数据来源。

（2）现场访谈：本书研究者走访包括浙江、安徽、吉林、陕西、重庆 5 省、直辖市和自治区内合计 15 个县（市、区），与其卫生行政部门、财政部门、医保机构负责人，社区卫生服务中心主任和乡镇卫生院院长、临床医生、药剂师和社区患者进行访谈。调查内容主要包括基层医疗机构零差率实施情况、药品配备、筹资与补偿、支付方式调整、合理用药与卫生服务提供情况，患者满意度调查；了解患者的就医流向，以及居民对基层医疗机构药品费用和用药情况的总体满意度，并分析居民的用药习惯、医疗费用负担变化及不同群体的受益情况；对当地行政主管部门、财政局、卫生局、医改办、医保机构主要负责人，基层医疗机构负责人，临床医生，药剂师采用知情人深入访谈和焦点组讨论的方式，对于基层医疗机构的药品招标采购、零差率政府、财政补偿、支付方式改革等问题进行了深入讨论。

（3）支付方式改革专题调查：课题组选择 N 省作为我国西部省份进行农村支付方式改革的代表，于 2010 年实施按"按人头付费+绩效付费+村医薪酬制"的混合支付方式改革。为了科学评价 N 省支付方式改革与健康相关结果之间的因果关系，采用准实验前瞻性研究设计方法（quasi-experimental design）（图 1-4），在实施干预前，选择 N 省两县作为试点县（试点 A 县、试点 B 县），县内所辖行政村按照整群随机化配对方式进行分组（matched-pairs cluster randomization），保证干预组与对照组之间的均衡与可比。其中，干预组所辖 13 个乡镇共 57 个行政村，对照组所辖 12 个乡镇共 54 个行政村；在实施支付方式改革时，对干预组实行上述混合支付方式干预，对照组沿用原有支付方式；根据准实验设计框架的测试时点安排，课题组分别于 2010 年和 2011 年对试点地区的村卫生室和村医进行专题调查，分别收集对比干预地区和对照地区在支付方式干预前后的村卫生室的卫生服务提供、药品及抗生素使用、收入与支出等指标的变化情况。以调查问卷的形式收集村卫生室年收支情况、人员配备情况；医疗服务开展情况、药品采购情况、药品及抗生素提供量；村医基本情况、收入构成。通过村医访谈的形式了解村医支付方式改革前后其利益得失、行为变化，以及对支付方式改革的主观看法、感受与评价，并通过卫生知识水平测试的方式了解村医的专业技术知识水平。

R	O_1	X	O_2
R	O_3		O_4
	2010年		2011年

R：随机化分组；X：干预；O：测试

图 1-4 准实验前瞻性研究设计方法示意图

（三）分析方法与工具

1. 文献分析法

文献分析系统收集国内外有关委托-代理理论、寻租行为、合理用药相关研究、基本药物相关政策与配套实施方案、医疗服务价格规制、基层医疗卫生机构补偿、支付方式研究、激励性机制设计的文献和著作，进行总结分析和比较，总结其经验，找出可借鉴之处。通过查阅文献和各地政策具体实施文件，获得基层医疗机构在药品招标、报销、补偿、支付、监管和处方环节的规制方法和应对措施。

2. 基层医疗机构处方指标评价方法

根据合理用药国际网络（International Network for Rational Use of Drug，INRUD）开发的合理用药调研指标（selected drug use indicators，SDUI）体系，采用其核心指标-处方指标对基层医疗机构用药情况进行分析，处方指标主要包括：平均处方药品种数、抗菌药处方比例、联用抗菌药处方比例、针剂使用率、基本药物比例、平均处方费用等指标。

处方指标计算方法：

$$平均处方药品数=处方药品总数/处方总数$$
$$抗生素处方比例=至少含有 1 种抗生素处方数/处方总数×100\%$$
$$联用抗生素处方比例=含有 2 个及以上抗生素处方数/处方总数×100\%$$
$$针剂使用率=至少含有 1 种注射剂处方数/处方总数×100\%$$
$$输液使用率=至少含有 1 种输液处方数/处方总数×100\%$$
$$激素使用率=至少含有 1 种激素处方数/处方总数×100\%$$
$$基本药物比例=国家基本药物数/处方药品总数×100\%$$
$$平均处方费用=处方金额/处方总数$$

$$(1-1)$$

比较基本药物制度实施前后基层机构处方指标变化。以样本医疗机构为指标单位，根据城乡类型、机构所在地经济水平、疾病等分类对 2010 年度门诊处方进行横断面研究。将实施基本药物制度的基层医疗机构和未实施基本药物制度的医疗机构的门诊处方进行横向比较；对实施基本药物制度的机构的 2007 年和 2010 年数据进行前后比较，分析其干预实施前后指标变化。

3. 倍差法

关于政策对于干预对象的实际效果，由于存在随时间变化因素的混杂，导致对照组的相关指标也随时间而变化，同时也不能保证干预组与对照组在各个方面完全保持均衡，因而不能准确评估由于政策实施带来的实际效果，即净效应（图 1-5）。因此，为了评估政策干预产生的净效应，在计量分析中，我们将运用"倍差法"（difference-in-difference estimation，简称 D-in-D，下同）对干预效果进行分析和评估。倍差法在政策分析中广为使用，是用于估计一项政府政策或一个公共项目对作用对象带来的净影响的一种计量经济方法。其基本思路是将调查样本分为两组，一组是政策作用对象，即所谓"干预组"；一组是非政策作用对象，即"对照组"。根据作用组和对照组在政策实施前后的相关信息，可以计算作用组在政策实施前后某个指标（如抗菌药使用率）的变化量（抗菌药使用率下降水平），同时计算对照组在政策实施前后同一指标的变化量，然后计算上述两个变化量的差值（即所谓的"倍差值"），就可以反映该政策对处理组的净影响。

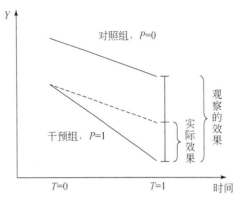

图 1-5 倍差法与干预净效应

以药品零差率政策的实施效果说明倍差法的应用和分析。假设要分析零差率政策实施对于基层医疗机构收入的影响，被调查机构按是否执行零差率分为干预组和对照组。变量 P 是衡量基层医疗机构是否执行零差率的虚拟变量，执行则 P 等于 1（干预组），否则等于 0（对照组）；变量 T 代表样本数据政策实施前后的时间虚拟变量，如果是政策实施前，T 等于 1，否则 T 等于零。再假设 ε 为扰动项，代表其他无法观察到的没有控制的影响收入的因素。这样，我们就可以建立零差率政策对机构收入影响的简单 D-in-D 模型：

$$Y = \alpha_0 + \alpha_1 T + \gamma P + \delta TP + \varepsilon \tag{1}$$

在模型（1）中，我们可以得到干预组和对照组各自收入变动的模型，其中：

（1）对于对照组，$P=0$，故模型可以表示为：

$$Y = \alpha_0 + \alpha_1 T + \varepsilon \tag{2}$$

故对照组在政策实施前后的收入分别为：

$$Y = \begin{cases} \alpha_0, & \text{当 } T = 0 \\ \alpha_0 + \alpha_1, & \text{当 } T = 1 \end{cases}$$

因此，对照组的收入平均变动为 $\mathrm{dif}_1 = (\alpha_0 + \alpha_1) - (\alpha_0) = \alpha_1$。

（2）对于干预组，$P=1$，故模型可以表示为：

$$Y = \alpha_0 + \alpha_1 T + \gamma P + \delta TP + \varepsilon \tag{3}$$

故干预组在政策实施前后的收入分别为：

$$Y = \begin{cases} \alpha_0 + \gamma, & \text{当 } T = 0 \\ \alpha_0 + \alpha_1 + \gamma + \delta, & \text{当 } T = 1 \end{cases}$$

因此，干预组的收入平均变动 $\mathrm{dif}_2 = (\alpha_0 + \alpha_1 + \gamma + \delta) - (\alpha_0 + \gamma) = \alpha_1 + \delta$。

综合（2）和（3），政策干预的实际效果为

$$\mathrm{dif} = \mathrm{dif}_2 - \mathrm{dif}_1 = (\alpha_1 + \delta) - (\alpha_1) = \delta$$

所以，模型（1）中 TP 项的参数 δ 即代表政策干预的净效应。另外，考虑到对照组和干预组由于自身属性不同而对结果产生影响，如基层医疗机构年门诊人次、医护人员构成比、所在地区经济发展水平等。因此，在模型（1）中引入控制变量 X_{it}，从而得到倍差法的实际运用模型：

$$Y_{it} = \alpha_0 + \alpha_1 T_t + \gamma P_i + \delta T_t P_i + \beta X_{it} + \varepsilon \tag{4}$$

本研究即通过倍差法模型（4）对政策干预的净效应进行分析。

4. 定性分析方法

对于在现场调研中通过知情人深入访谈和焦点组讨论获得的大量不同部门和不同访谈对象的定性资料，采用植根理论（grounded theory）和主题框架分析法（thematic framework analysis）进行分析，通过反复阅读熟悉、理解访谈资料，确定主题，按主题建立分类，并进行标记类属的归纳，最后进行综合分析，并以图表流程图做具体描述。

5. 描述性统计分析方法

对横跨全国各省、市和自治区，分布城乡地区的基层医疗机构资料和门诊处方资料进行分类和综合分析，即一方面对社区卫生服务中心和乡镇卫生院的收支水平、收支管理方式、人员配备、零差率实施等情况进行统计分析；另一方面，将上述基层医疗机构相关指标结果与前文分析的处方指标按机构名称进行配对，分析不同医疗机构外部经济水平、所在地区环境、门急诊人次，以及医疗机构内部的收支水平、医务人员收入情况、机构补偿方式等对医生用药水平和处方指标的影响（图 1-6）。

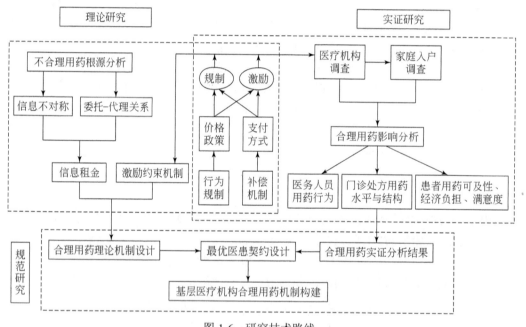

图 1-6　研究技术路线

四、全书结构

本书共分为七章：第一章主要介绍研究的背景、目的、资料来源和研究设计和方法；第二章主要是全书的理论框架，对涉及的理论概念和实际运用进行解释；第三章分析了基层医疗机构的信息寻租空间，在对主要规制方式机制分析的基础上讨论了对用药行为的影响，对各种规制工具进行机制分析，结合理论和实践介绍激励性规制研究，并实证评价基层医疗机构综合改革的相关政策对供方信息寻租行为的规制效果；第四章介绍了不同医疗机构补偿机制对合理用药的影响，并实证测算我国基层医疗机构综合补偿模式的激励费用，对比分析不同补偿方式的用药行为结果；第五章介绍了不同支付方式对合理用药的影响和混合支付方式构建策略，并对混合支付方式研究进行案例分析；第六章是第二至五章理论研究和实证分析的基础上，对基于合理用药的医患最优契约进行机制设计；第七章对全书主要结论进行总结，在前述章节研究基础上提出有关的政策建议。

参 考 文 献

陈英耀. 2006. 卫生服务评价 [M]. 上海：复旦大学出版社：171.

程晓明，陈文. 1996. 医院/医生处方行为分析 [J]. 卫生经济研究，12（12）：14-16.

崔颖，薛玲，赵凤敏. 2004. 项目地区乡村卫生机构临床安全用药干预效果评价 [J]. 中国初级卫生保健，18（8）：15-17.

董恒进，陈洁. 1998. 临床药物利用评价 [J]. 中华医院管理杂志，14：456-458.

方敏. 2004. 2004 年全国抗生素学术会议报道 [J]. 中国处方药，11（32）：65.

傅铭深. 2011. 我国公立医疗机构的激励性规制研究 [D]. 广州：暨南大学：77-78.

傅卫，孙奕，孙军安，等. 2004. 农村乡镇卫生院合理用药及其管理措施分析 [J]. 中国卫生经济，23（6）：25-27.

胡鞍钢. 2001. 腐败：中国最大的社会污染 [J]. 国际经济评论，（4）：20-21.

江滨，李妍嫣，史录文，等. 2009. 影响医生处方行为的因素研究 [J]. 中国医药技术经济与管理，3（11）：41-44.

李晓平，邵宏. 2005. 抗生素滥用现象剖析与建议 [J]. 医学与哲学，26（10）：458-460.

卢祖洵，姚岚，崔斌，等. 2002. 对乡村医生用药行为干预措施的评价及对策 [J]. 中国初级卫生保健，16（5）：5-6.

吕佳. 2006. 实施激励性规制推进我国医药产业改革与发展 [J]. 商业研究，（18）：16-18.

孟庆跃，孙杨. 2012. 河南医疗服务支付制度改革评估报告 [R]. 北京：北京大学中国卫生发展研究中心.

明星，张新平. 2008. 湖北省县、乡两级医疗机构抗菌药物合理使用研究 [D]. 武汉：华中科技大学.

聂春雷，姚岚，崔斌，等. 2002. 试点地区不合理用药原因分析 [J]. 中国初级卫生保健，16（4）：6-7.

秦悦，吴洁，李野. 2007. 从处方分析的滞后性谈如何对不合理用药进行实时和有效干预 [J]. 中国药房，18（2）：81-84.

唐镜波，林鲁杰，李馨. 1992. 合理用药与卫生工作现代化 [J]. 中国药房，3（1）：10.

唐镜波. 2004. 不合理用药已成为人类健康的主要杀手 [J]. 中国药业，13（2）：1.

王静，张亮，冯占春. 2004. 基本药物及合理用药政策对农村用药情况的影响分析 [J]. 医学与社会，17（1）：63-65.

王青，兰奋，肖爱丽. 2003. 不合理用药问题及干预研究 [J]. 中国临床药理学杂志，19（1）：75-78.

吴方建. 2009. 不合理用药现象及干预（上）[J]. 中国药师，12（3）：314-317.

郗晓艳. 2007. 青海湟中地区农村合理用药干预评价 [D]. 武汉：华中科技大学.

姚岚，徐玲，饶克勤. 2002. 试点地区疾病分布差异比较分析 [J]. 中国初级卫生保健，16（3）：6-8.

叶旭颖. 2010. 中国政府经济性规制的效率研究 [D]. 贵阳：贵州大学：36.

张翔，张亮，冯占春. 2003. 贫困地区农村基层卫生机构基本药物和合理用药分析 [J]. 中国卫生事业管理，（9）：562-563.

张新平，李少丽. 2003. 药物政策学［M］. 北京：科学出版社：130-155.

Ahluwalia J S, Weisenberger M L, Bernard A M, et al. 2012. Changing physician prescribing behavior: a low-cost administrative policy that reduced the use of brand name non-steroidal anti-inflammatory drugs［J］. PMED, 25（6）: 668-672.

Baron D P, Myerson R B. 1982. Regulating a monopolist with unknown costs[J]. Econometric, 50(4): 911-930.

Capella D. 1993.Descriptive tools and analysis［J］. WHO Regional office for Europe, 45（45）: 55-78.

Couper M C, Mehta D. 2002. WHO Model Formulary［S］.Geneva: WHO.

Ensor T, Cooper S. 2004. Overcoming barriers to health service access: influencing the demand side［J］. Health Policy and Planning, （19）: 69-79.

Evans R G. 1974. "Supplier-induced demand; Some empirical evidence and implication" //Perlman M. The economics of health and medical care［M］. London: Macmillan.

Farrar S, Yi D, Sutton M, et al. 2009. Has payment by results affected the way that english hospitals provide care? Difference-in-differences analysis［J］. BMJ, （339）: b3047.

Feltzman S. 1989. The economic theory of regulation after a decade of deregulation［J］. Brookings Papers on Economic Activity （Microeconomic Issue）, 1（2）: 1-4.

Jiang Q, Yu B N, Ying G, et al. 2012. Outpatient prescription practices in rural township health centers in Sichuan province, China［J］. BMC Health Services Research, 12: 324.

John Ernes Schreider, 2000. The economics and institutions of regulation and reform in the U.S.［J］. Hospital Industry: 1980-1996（D）.

Laffont J J, Tirole J. 1986. Using cost observation to regulate firms［J］. Journal of Political Economy, 94（3）: 615-641.

Laing R O. 1990. Rational drug use: an unsolved problem［J］. Trop Doct, 20: 101-103.

Marc J. Roberts, William, et al. 2001. Getting health reform right. Flagship course on health reform and sustainable financing［M］. Washington: World Bank Institute.

McGuire T G, Pauly M V. 1991. Physician response to Fee changes with multiple payers［J］. Journal of Health Economics, （10）: 385-410.

National Institute on Aging and National Center for Complementary and Alternative Medicine. 1999. Diversity in medication use and outcomes in aging population［J］. Program Andnounceent, PA-99-97.

Peltzman S. 1976. Toward a more general theory of regulation[J].Journal of Law and Economics, (19):211-240.

Reynolds L, McKee M. 2009. Factors influencing antibiotic prescribing in China: an exploratory analysis［J］. Health Policy, 90（1）: 32-36.

Sun Q, Santoro M A, Meng Q Y, et al. 2008. Pharmaceutical policy in China［J］. Health Affairs, 27（4）: 1042-1050.

Vogelsang I. 2002. Incentive regulation and competition in public utility markets: a 20 years perspective［J］. Journal of Regulation on Economics, 22（1）: 5-27.

WHO Organization. WHO medicines strategy: 2004-2007［S］. countries at the core. Genevea: World Health Organization.

WHO. 1993. How to investigate drug use in the health facilities. Selected drug use indicators[S]. EDM Research Series No.7.Geneva: World Health Organization.

第二章 医疗机构合理用药行为理论基础

随着卫生费用的过快增长和"看病贵、看病难"等问题成为社会焦点，我国医药卫生领域受到了更多的关注和讨论。其中，不合理用药不仅是导致医药费用的快速增长的因素之一，而且会产生严重的健康问题和社会问题。因此，对于不合理用药相关问题进行研究，具有重要的理论意义和现实意义。随着社会经济和医药卫生技术的发展，越来越多的因素影响着医师不合理用药行为。大处方、药物滥用现象普遍发生，给患者造成了较大的健康影响和经济负担。在本书第一章研究背景中已经指出，不合理用药受多种因素影响，其中医生的内生自利性需求及外在的经济运行机制、医疗机构补偿政策等对供方的用药行为产生重要影响。因此，本章以医生内生性药品诱导需求为起点，在分析不合理用药行为的产生动机和实施条件的基础上，以契约设计的视角讨论具有可行性的规范医生用药行为的激励和约束机制。

一、供给诱导需求的经济学解释

（一）全书逻辑起点——罗默法则

全书以医疗服务领域内普遍存在的供给诱导服务（supplier-induced demand，SID）为研究的逻辑起点，对基层医疗机构的合理用药行为进行分析。本文的逻辑起点始于一个最简单的医疗服务市场的均衡分析——只存在供方和需方，即只有医疗服务提供者和患者。如图 2-1 所示，D_0 和 S_0 分别表示患者的医疗服务需求和医生的服务供给，供需双方在 E_0 点达到均衡，此时的均衡价格和均衡供求量为 P_0 和 Q_0。如果此时医生将供给曲线外移到 S_1，其他条件保持固定不变，如果基于传统的新古典经济学的均衡分析，则医疗服务价格会从 P_0 下降到 P_1，供求量从 Q_0 增加到 Q_1，即均衡点位于 E_1 处。

然而，在实证研究中，研究者却发现了相反的结果，其中最早发现这一现象的是罗默和谢恩，他们在研究中发现，一个国家医院床位的突然增加，在医疗服务价格等其他因素都不变的情况下，会导致床位利用率的急剧上升，即医院的每千人床位数和每千人住院天数之间存在正相关关系。这一现象被形象地称为"只要有病床，就有患者（A built bed is a filled bed）"，这一观察发现被称为罗默法则或罗默影响，并通常被定义为供给诱导需求，在其他的类似研究中也证实了罗默法则的普遍性。对此，罗默认为可能有两种原因造成这一现象，一是由于价格刚性，如果在现有价格水平上医生不能按照他们所期望的数量提供医疗服务，那么他们就会产生诱导患者消费额外医疗服务的动机，诱导的程度取决于额外的收益与额外的诱导行为成本的权衡。二是目标收入水平，在医生的目标收入水平保持稳

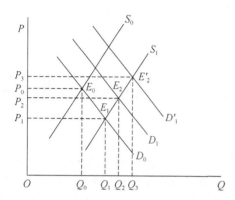

图 2-1 罗默法则——供给增加导致需求增加

定的预期下，医疗服务机构服务人员数量的增长导致了只有更高的收费水平才能够维持医疗服务人员个人收入保持稳定。

图 2-1 中利用罗默法则分析医生诱导患者过度用药现象。如果药品的供给曲线从 S_0 外移到 S_1，预期将失去患者或收入下降的医生将运用他们的决定权去改变患者的药品需求，即患者的需求不在 D_0 保持稳定，而是会向外移动，如 D_1，此时均衡数量增加到 Q_2（$Q_2 > Q_1 > Q_0$），而均衡价格略微下降到 P_2。如果医生诱导服务的能力足够强，就像用 D_1' 表示的那样，均衡价格甚至可能超过初始价格上升到 P_3，此时均衡数量为 Q_3。

（二）研究问题的提出

因此，通过上述分析发现了医疗服务市场均衡与新古典经济学均衡不一致的结论，即在一定的时期内，医疗服务和医药技术水平保持不变，当医疗服务提供方增加药品供给时，患者的药品需求同时也增加。据此，很多国家的研究人员发现医生具有诱导患者药品需求的现象，但是医生为何具备诱导患者药品需求的能力？或者说医生占有何种优势或者资源使其具备这种诱导的能力？医生诱导需求的动机是什么？另外，既然医生具有诱导的能力，那么现实生活中必定存在某种制度或者机制在约束着医生的诱导需求，否则这种诱导将会无限制的扩展。那么这种约束性机制是由何而来并如何产生作用的？医生是否又会对此限制产生应对性行为？上述研究问题将在本章余下部分和全书各个章节逐一进行分析和论述。

二、信息不对称与委托-代理模型

（一）信息不对称

在对罗默法则和医生诱导需求现象进行解释之前，首先需要对医疗服务市场的特性之一——信息不对称（asymmetric information）进行介绍。

不同于新古典经济学的前提假设，即完全信息假定，信息不对称广泛存在于现实的市场交易中。对于所有信息不对称问题的理解，首先都涉及"私人信息"（private information）的概念。所谓私人信息就是指在订立契约时或契约执行过程中部分信息是一方知道而另一方却并不了解的。例如，参加健康保险的投保人知道自己眼下的身体状况、有无家庭遗传病史、是否将从事某种对人体有害的职业等，而这些情况是保险公司无从一一掌握的；医疗机构的医生知道患者最佳的治疗方案，而患者自己并不了解。或者说，想要获得这些私人信息的搜索成本实在太高。有时，我们也称这些私人信息是被拥有它们的个人所观察到的，但对于其他人而言则是不可观察的。与私人信息相对的概念是"公共信息"（public information），也就是人人都能够观察到或能够掌握的信息。私人信息的存在使一部分人比他人拥有更多的信息，我们将行为人之间的这种信息占有上的不同称为"信息不对称"。其中，拥有私人信息的一方常常被称为"代理人"（agent），而处于信息劣势的一方则被称为"委托人"（principal）。

信息不对称的问题在医疗服务市场尤为明显，这是因为医疗服务是由医务人员提供的高度专业化服务，其专业性和技术性要求很高，一般人难以掌握复杂的医学专业知识，同时患者搜寻医疗服务相关信息的成本也十分高昂，所以医疗服务市场中的信息不对称问题表现得更为严重。在医疗服务提供过程中，医务人员是"代理人"，患者是"委托人"。阿罗在《医疗保健的不确定性和福利经济学》一文中强调了医疗服务市场中供需双方的信息不对称和不确定性问题，指出"处理信息能力的有限性是理解医疗机构个体和组织行为的关键"。在医生指导开药和处方时亦是如此，患者看病就诊，意味着患者将诊断治疗和选择药品的决策权赋予医疗服务供给者（医疗机构和医疗服务专业人员），这种在卫生服务提供者和患者之间建立的委托代理关系，作为委托人的患者希望作为代理人的医生是一个完美代理人，将患者的利益置于首要地位。具体而言，医生所做出的决定必须与患者在完全知情的情况下自己做出的决定一致，医生处方的药品是治疗患者疾病的最佳选择，一旦患者利益与医生利益之间产生冲突，完美代理人将关注患者的偏好而非自己的偏好或利益。但是在现实世界中，医生同时还扮演着医疗服务供给者的角色，这种代理人和供给者的双重角色及医患间信息的严重不对称为医生追求自身利益最大化提供了便利条件，使其不可能成为完美代理人。医疗技术的专业性和医药知识的复杂性赋予医疗机构和医生信息优势地位，医生对患者的病情和治疗方案等相对充分了解，清楚如何为患者多提供药品等服务以获取高额酬金；医疗机构同样希望患者多花钱购买药物以增加医院收入。作为医疗服务买方的患者并不具备足够的医学知识，不了解患病的原因，难以掌握病情的严重程度、最适宜的药品选择、预期结果等方面的信息，对于不同医疗服务供给者提出的药品选择、药价水平、不同医疗机构、不同医生提供的药品质量和数量方案的差异也了解不多，处于信息劣势地位。因此，对于用药方案的选择，患者只能依靠医生做出决定，是被动接受医疗服务的一方。因此，在信息不对称的情况下，患者对药品价格、质量、医生的努力程度等方面的信息十分有限，医生作为代理人完全有能力利用信息优势做出更符合自身利益最大化的决策，而患者作为委托人本身并不知晓自己的利益是否受损。从信息经济学的角度来看，这种由于代理人和委托人信息不对称，使得代理人在签订合约后采用隐藏行为或谎报行动的方式造成委托人损失的现象，称之为"道德风险"。道德风险的现象在卫生领域内比较常见，例如，医疗服务提供者完全可以在既定的价格水平下付出尽可能小的努力、降低药品的质量和数量，或者可以在医疗服务质量水平可变化的情况下，增加药品的供给数量、或者提供不必要的高质量药品，索取高于实际临床需要的医疗收入以追求自身利益最大化。总之，医患间的信息不对称使得医疗服务提供者具备了诱导患者药品需求的能力，为占据信息优势的医生利用信息进行机会主义行为，获取劳务性收入外的超额利润提供了现实基础。

（二）委托–代理模型和医患双方契约特征

上文分析了信息不对称的医患委托–代理关系中产生的医生道德风险，下面通过简化的委托–代理模型从一般意义上来分析道德风险问题。仍然假定医疗服务市场只存在医生和患者的供需双方，在委托–代理模型中将医生和患者作为制订定合约的双方，对医疗服务供方提供药品服务的合同制订契约。为了便于理解，我们以患者和医生来特指委托人与代理人。

在医生提供药品时，医生可以选择不诱导需求（$I=0$），也可以选择诱导需求（$I=1$），对于医生是否诱导了患者的药品需求，患者一方无法观察和判断。放弃诱导需求给医生带来的负效用相当于损失了数量为 $c(I)$ 的货币收入[①]，且有：$c(0)=\delta$，$c(1)=0$，即诱导需求的医生效用损失为零。

此外，由于治疗效果的不确定性，假设医生是否诱导需求与患者的治疗结果不具有完全相关性，即医生选择诱导需求不一定会给患者治疗效果带来负面影响，不选择诱导需求其治疗效果就不一定就优于诱导需求后的结果（否则患者可以通过观察自己的健康复原情况来判断医生是否诱导需求，即不存在信息不对称）。但就概率意义而言，不诱导需求具有较高的健康结果（π_H）可能性，诱导需求导致低效的健康结果（π_L）可能性增加，虽然不诱导需求也可能导致不佳的健康结果，而诱导需求也存在高效健康结果的可能性。关于诱导需求对于健康效果的负影响已在众多研究与文献中得到了公认，两者的关系如表 2-1 所示，其中，$0 < p_L < p_H < 1$，$\pi_H > \pi_L$。

表 2-1　基于医生不同诱导需求选择的患者健康效果的概率分布

	$I=0$	$I=1$
健康高效	p_H	p_L
健康低效	$1-p_H$	$1-p_L$

假定患者风险中性，假设医生风险规避[②]，其收益效用取决于他所得到的收入（w）及放弃诱导需求的货币收入 $c(I)$ 的差额，效用函数的具体形式可以写为 $U[(w-c(I)]$，满足 $U'(\cdot)>0$，$U''(\cdot)<0$。因此，当未进行诱导需求时，医生的收益效用为 $U(w-\delta)$；当进行诱导需求时，效用为 $U(w)$。

最后，假定医生的保留效用为 $U_0=U(w_0)$，也就是说，医生不工作时，至少也能够获得 U_0 的效用，或者说是挣得 w_0 的净工资。

1. 契约视角下的医患交易关系

如果将医生与患者的委托–代理关系视为双方的一种契约行为，即患者向医生提供一份费用合同，合同内容是关于医生提供和处方的药品服务，它规定了在不同治疗结果下医生能

---

① 医生放弃诱导需求的货币收入在数量上并不等于患者因诱导需求而导致的货币损失。

② 假定患者风险中性、医生风险规避的原因在于：委托人和代理人承担风险的能力是不一样的，医生作为代理人，其职业声誉维系于其治疗水平的高低；患者作为委托人可以通过选择不同的医疗机构和治疗方案来降低风险。

够得到的收入。根据患者的不同治疗结果对医生支付不同水平的工资，假定高效的治疗结果水平（π_H）下患者支付的费用为 w_H，低效的治疗结果水平（π_L）下患者支付的费用为 w_L。为了保证结论的一般性，此处并没有限定 w_H 或 w_L 都不能小于零或者要求 w_H 一定要大于 w_L。

接下来，我们把讨论的情形限定在这样一种前提之下，即让医生不进行诱导需求是社会最优结果。我们不妨从两个方面来理解这一含义。首先，基于社会福利的角度，不诱导需求比诱导需求好，这就要求在医生在不诱导需求的情况下社会效用的净产出水平较高，即：

$$[p_H\pi_H + (1-p_H)\pi_L - U(\delta)] - [p_L\pi_H + (1-p_L)\pi_L] > 0 \tag{2-1}$$

简化得：

$$(p_H - p_L)(\pi_H - \pi_L) > U(\delta) \tag{2-2}$$

也就是说，医生在不诱导需求不仅在概率意义上意味着较高的健康结果，并且与损失的货币收入 δ 相比，这种产出的增加是值得的。接下来我们的讨论都建立在医生不诱导需求符合社会最优这个出发点上。

2. 完全信息状态下最优契约安排

作为参照，我们先来分析下如果医患双方信息对称的情况下的最优契约安排。

（1）参与约束的设计：尽管医生无权修改契约，但是他有自由选择是否接受契约及接受后是否诱导患者需求，因此，为了使一份契约能被医生接受并且避免医生诱导需求，该契约就必须满足若干条件。所有符合这些条件的契约就是对应医生实行服务水平的可行契约。下面我们讨论完全信息下的可行契约的性质。

在完全信息条件下，医生是否选择诱导需求是可观察的。这时，患者就能够直接对诱导需求的医生加以惩罚而对不诱导需求的医生进行奖励。因此，在完全信息下医生选择不诱导需求。患者所要考虑的只是让医生至少获得最起码的保留效用。因此，此时可行的契约应当满足：

$$p_H U(w_H - \delta) + (1-p_H)U(w_L - \delta) \geq U_0 \tag{2-3}$$

式（2-3）通常被称为参与约束。需要说明的是，由于在完全信息下医生无法做到诱导需求，因此，式（2-3）的参与约束只需要考虑医生不选择诱导需求时的情形即可。

（2）最优契约的特征：下面我们分析完全信息条件下最优契约的特征。如前所述，一项具有一般性的契约规定了医生在不同产出结果下应当得到的工资。在完全信息条件下，患者为了避免医生对其诱导需求，提供的工资契约只要使得医生满足参与约束即可。此外，不难推断，患者自然希望支付的医疗费用越少越好，因此会尽量压低医生的工资，直到医生恰好只能获得保留效用，即参与约束（3）式（2-3）取等号。

于是，风险中性的患者所要做的就是在让放弃诱导需求的医生刚好获得保留效用的前提下最大化自己的期望利润，这可以表示为如下的最优化问题：

$$\max_{w_H, w_L} p_H(\pi_H - w_H) + (1-p_H)U(\pi_L - w_L)$$
$$\text{s.t.} \quad p_H U(w_H - \delta) + (1-p_H)U(w_L - \delta) = U_0 \tag{2-4}$$

通过构造拉格朗日函数我们可以得到上述最优化问题的一阶条件：

$$U'(w^*_H - \delta) = \frac{1}{\lambda} \tag{2-5}$$

$$U'(w^*_L - \delta) = \frac{1}{\lambda} \tag{2-6}$$

其中，λ 是参与约束的拉格朗日乘子，w^*_H 与 w^*_L 分别是针对高低两种产出水平的医生最优工资水平。

由式（2-5）和式（2-6）可得：

$$U'(w^*_H - \delta) = U'(w^*_L - \delta) > 0 \tag{2-7}$$

又因为医生的效用函数满足 U'（•）> 0，U''（•）< 0，存在唯一解，于是最优的工资水平具有如下性质：

$$w^*_H = w^*_L = w^* \tag{2-8}$$

也就是说，虽然产出具有不确定性，但不论最终实际的产出水平如何，患者都将提供 w^* 水平的固定工资。这相当于是风险中性的患者向风险规避的医生提供了一种保险，患者完全承担了产出不确定所带来的风险。

接下来我们需要确定最优工资 w^* 的大小。根据参与约束为紧可知：

$$w^* = w_0 + \delta \tag{2-9}$$

完全信息下的这个最优契约的特征非常直观。由于医生的行为可观察，医生一定不会选择诱导需求，所以患者所要做的只是让医生提供卫生服务。因为选择放弃诱导需求的医生货币损失是 δ，而医生的保留效用是 $U(w_0)$，即最终获得 w_0 的净收入。因此患者就有两种选择，一是不论产出水平如何提供固定工资 $w_0 + \delta$，另一种是在不同的产出水平下提供不同的工资但依然让医生的期望效用达到 $U(w_0)$。由于医生风险规避，后者需要让他承担风险，医生因此需要额外的风险补偿。如果此时患者是风险规避的，可以根据医生的治疗结果优劣提供不同水平的工资；如果此时患者是风险中性的，提供固定工资的做法就是更好的选择，提供固定工资使得患者免去了对医生进行额外的风险补偿的成本。

3. 不对称信息状态下医患双方契约安排

现在，我们仍然假设医生风险规避，但是考虑医生是否诱导需求是患者不可观察的，即医患双方信息不对称的情形。

（1）参与约束与激励相容约束的设计：当医生诱导需求不可观察时，患者无法断定较好的治疗效果是由于医生没有诱导需求所带来的，还是因为偶然性的因素所致，同样低产出也不一定就表示医生诱导了患者需求。于是，道德风险问题就可能产生。即使患者愿意给予医生足够的工资来补偿放弃诱导需求所导致的货币损失，但医生却可能"拿人钱财不替人做事"，他会在诱导需求同时把可能出现的不佳的健康结果归结为偶然因素造成的。由于无法直接根据诱导需求与否对医生进行奖励或惩罚，患者只能将医生的工资与最终的治疗水平联系起来。为了让医生放弃诱导需求，患者需要通过特定的工资契约来使医生意识到放弃诱导需求要好于选择诱导需求。也就是说，可行的工资契约必须激励医生自愿地放弃诱导需求，即医生放弃诱导需求的效用至少不低于诱导需求时的期望效用：

$$p_H U(w_H - \delta) + (1 - p_H)U(w_L - \delta) \geqslant p_L U(w_H) + (1 - p_L)U(w_L) \tag{2-10}$$

其次，为了让医生愿意接受契约，参与约束仍然应当满足，即：

$$p_H U(w_H - \delta) + (1 - p_H)U(w_L - \delta) \geqslant U_0 \tag{2-11}$$

式（2-10）通常称为激励相容约束。激励相容约束与参与约束共同规定了在不对称信息前提下所有避免医生诱导需求的可行契约应当满足的条件。

与对称信息情形不同，现在可行契约的要求中增加了激励相容约束。因为此时激励医生不像在完全信息情形下那么容易做到了，患者只能通过提供激励相容的工资契约来让医生放弃诱导需求。

（2）最优契约的特征：下面我们在参与约束与激励相容约束共同满足的前提下分析最优契约的特征。我们知道，理性的患者总是尽可能地压低医生的收入，即参与约束式（2-11）总是紧的。

在不对称信息情形下，高低两种健康产出水平下医生得到的工资分别是 w_H 和 w_L，医生的效用分别是 $U(w_H-\delta)$ 和 $U(w_L-\delta)$，由参与约束为紧可知，医生的期望效用恰好是 U_0。然而，与对称信息不同，此时必然有式（2-12）成立，否则激励相容约束式（2-10）无法成立。

$$w_H > w_L \tag{2-12}$$

式（2-12）的含义是显然的。如果高健康产出并不带来高工资，况且诱导需求又不可观察，那么医生必然通过诱导更多的患者的药品需求追逐私利。

我们借助图 2-2 来进一步分析解的性质。图中横轴代表医生的货币收入，纵轴表示医生效用，图中曲线是医生在不诱导需求情况下的效用曲线，效用曲线凹向原点，代表了医生是风险规避的。根据上文分析，在对称信息下，医生获得的效用水平为 U_0，而患者支付的固定工资为 $w_0 + \delta$，图中 A 点代表这一情形，其中 A 点的横坐标也就是完全信息条件下患者激励医生不诱导需求的成本。

在不对称信息情形下患者激励医生放弃诱导需求的成本可以用患者支付给医生的期望工资（$E[W]$）来表示，即：

$$E[w] = p_H w_H + (1 - p_H)w_L \tag{2-13}$$

在不对称信息下有式（2-12）成立，医生的期望效用只能等于他的保留效用。对照图 2-2 可知，这需要我们在效用曲线上找到这样两点，它们对应不同的工资水平（横坐标），但在这两个不同工资水平下医生效用（纵坐标）的期望值仍然等于 U_0。假设图中的 B 点与 C 点便符合这样的条件，然而，由于效用曲线是凹的，此时有：

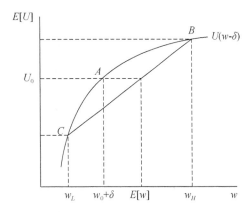

图 2-2　医生的效用函数：风险规避

$$E[w] > w_0 + \delta \tag{2-14}$$

也就是说，在不对称信息情形下，需要花费更高的激励成本才能保证医生不诱导患者的药品需求，其本质原因在于医生相对于患者拥有更多的信息，信息作为一种非生产性要素而产生的经济租，即信息租金。因此，处理医生诱导需求的问题可以转换为如何在减少医生信息租金和提高医生效率（降低医疗服务成本）之间的权衡的问题。因此，对于信息租金的产生机制的认识是非常必要的，也是配置效率与信息租金均衡机制分析的前提。

三、信息租金的理论研究

（一）寻租与信息租金

美国经济学家克鲁格（Anne O. Krueger）于 1974 年在《美国经济评论》发表的《寻租社会的政治经济学》（*The Political Economy of the Rent-Seeking Society*），将经济学研究范围从生产性的寻利活动（profit-seeking activities）扩展到非生产性的寻租活动（rent-seeking activities），寻求"直接非生产性利润活动"，寻租作为经济学概念被提出。

寻租，就是在物品有效的价值实现过程中，市场主体企图使自身的最终收益超过一般租金的行为。在这个过程中，市场主体往往利用自身的权利优势或者信息优势谋利。在不对称信息或者不完全信息条件下，信息优势方利用信息优势获得的超过其在对称信息或者完全信息下应该获得的收益部分，该超额部分价值就是"信息租金"。代理人比委托人拥有更多的信息优势，这就为信息寻租行为提供了可能。

医生通过用药行为获得信息租金的方式是：在委托代理关系中，医生和患者是具有不同利益目标的行为主体，医生具有道德风险行为的动机。在信息不对称条件下，政府可以采取不同程度的规制手段控制医生的道德风险行为。在一种极端情形下，采用固定价格合同或在价格上限约束是最高程度的规制，此时对医生节约成本的激励程度也最强，因为在此种规制下，医生实际上成本节约的剩余所有者，相当于将节约的成本等量的变成自己利润。医生基于自利的原因，在制订治疗方案时，可以通过降低药品数量和质量的方式获得最大利润，这实际上是以一种"说谎"的方法谋求信息租金：采用了低成本给药措施，在信息优势的条件下说成是高成本的给药方案。在另一种极端情形下，如果政府不想让渡任何租金，则只能采用成本价格合同或者传统的收益率规制（即服务成本加成），在此种规制下，由于医疗机构发生的任何成本都可以转嫁给患者或政府，当成本下降了，医生也不会因此而受益，所以对激励医生节约成本努力的程度最弱。此时，医生的信息租金几乎为零，但是这种规制方案的缺点是由于成本责任的完全缺位，无须对超支负责，使得医生在处方和开药时根本不关注成本问题，造成了对医生的激励严重不足。同时，收益率规制又刺激了医生的自利行为，利用自身的信息优势在患者身上获得额外的药品加成收入。

由此可见，契约的激励强度与医生降低成本的动机、契约的激励强度与医生的信息租金均呈同向相关关系，规制者面临着与激励强度相关的社会福利改善和信息租金的获取之间进退维谷的困境。

另外，需要说明的是：信息寻租往往不一定就带来社会效率损失和社会效用降低，有些寻租行为甚至提高了社会总效用。例如，在医患关系中，医生和患者都是理性经济人，都以追求自身利益最大化为目标。医生寻租的目的，就是在信息不对称的情况下，拥有信息优势的医生在诊疗过程中使自己的最终收益超过一般收益的额度。如果医生为了获得这部分额外租金而适度的控制药品成本、合理规范用药，在实现了目标责任成本节约时获得经济激励，而患者不仅减少了药品费用，并且不会因不合理用药而影响健康，从供需双方的角度看，社会总效用提高了。

（二）信息租金的机制分析

从信息租金的产生机制上看，以医生的用药行为为分析情景，对患者的疾病有"高成本（低效率）"和"低成本（高效率）"两种给药方案。不同的治疗方案体现在边际健康成本的不同：当选择高成本给药方案时，边际健康成本为 $\bar{\theta}$；当选择低成本给药方案时，边际健康成本为 $\underline{\theta}$，即不同的方案的差异体现为药品成本的不同，但患者处于信息劣势，不知道医生选择的方案类型。

利用新制度经济学创始人拉丰提出的激励理论之委托-代理模型进行解释（图 2-3），q 表示患者的健康产出规模，t 表示患者给医生支付的药品费用，则医生的效用可以表示为 $U=t-\theta q$，于是在（q，t）空间上两种给药方案的效用曲线为斜率不同的两组直线，患者就诊带来的效用可以用 $V=S(q)-t$ 表示。

图 2-3 中显示的是不同信息状态下对于患者（委托人）来说最优契约的情形（因为医生的效用已经被缩减至 0）。在完全信息下，由于患者知道医生采取的给药方案类型，则患者可能根据不同方案成本提供相应的费用水平对医生进行激励。当医生采取高成本方案时，患者给出 $\bar{t}^{*}=\bar{\theta}\bar{q}^{*}$ 的固定合约；当医生采取低成本方案时，患者给出 $\underline{t}^{*}=\underline{\theta}\underline{q}^{*}$ 的固定合约。此时，无论采取何种治疗方案，医生都不能额外谋利（效用均为零），信息租金为零。但是，在信息不对称的条件下，患者不知道医生是否有低成本方案可供选择时，根据不同的成本规制方案情况，如在可以选择低成本给药方案时，医生可以"偷懒"选择高成本方案以获得更高的药品收入，由信息寻租获得的收入是 $(\bar{t}-\underline{\theta}q)-(\bar{t}-\bar{\theta}q)=(\bar{\theta}-\underline{\theta})q=\Delta\theta\bar{q}$；也可以"谎报"使用了高成本方案，而实际上采取的是低成本方案进行治疗，其效用为 $\bar{t}-\underline{\theta}q=\bar{t}-\bar{\theta}q+\Delta\theta\bar{q}=\bar{U}+\Delta\theta\bar{q}$，即使保留效用 $\bar{U}$ 为零，医生的效用仍然严格为正。因此，在信息不对称下，医生可以通过"偷懒"或"说谎"方式选择给药方案类型的动机（如图中虚线所示），此时，可以得到一个严格正向的效用 $\Delta\theta\bar{q}$，这就是医生利用其信息优势获得的信息租金。

由于信息租金存在，而且信息租金的大小与健康产出（高成本方案下）$\bar{q}$ 正相关，所以，患者在设计保障自身利益最大化的契约时，必须考虑在收益的基础上减去信息租金的支付，于是，患者在购买健康时需要在健康产出与信息租金之间做出权衡。患者效用最大化的契约设计便是边际健康产出带来的效用与造成的信息租金的相抵。这时候，契约中的健康产出不再是完全信息下的水平，而是低于这个水平，便出现了资源配置的扭曲。

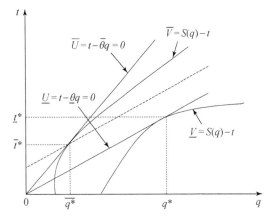

图 2-3　最优契约及医生对不同治疗方案的选择

四、激励机制理论研究

通过上文分析，在委托-代理关系下，无论委托方与代理方之间是否存在信息不对称，都需要采取特定措施激励代理人努力达到与委托方相一致的目标。具体而言，激励措施是在代理人不可察觉的行为和可量化的考评机制间建立联系，通过报酬给付与绩效考评相结合的办法发挥激励作用。激励设计问题就是决定委托方给付报酬的方式能够使得代理人对预期目标作出怎样敏感的反应。

激励机制作为行为科学中一项重要的理论，其作用在于处理代理人的需要、动机、目标和行为四者之间关系。行为科学认为，人的动机来自需要，由需要确定人们的行为目标，激励则作用于人的内心活动，激发、驱动和强化人的行为。激励理论是绩效评价理论的重要依据，它说明了为什么绩效评价能够促进组织绩效的提高，以及什么样的绩效评价机制才能够促进绩效的提高。

早期的激励理论研究是对于"需要"的研究，回答了以什么为基础、或根据什么才能激发调动起工作积极性的问题，包括马斯洛的需求层次理论、赫茨伯格的双因素理论，以及麦克利兰的成就需要理论等。最具代表性的马斯洛需要层次论就提出人类的需要是有等级层次的，从最低级的需要逐级向最高级的需要发展。需要按其重要性依次排列为：生理需要、安全需要、社会需要、尊重需要和自我实现需要，并且提出当某一级的需要获得满足以后，这种需要便中止了它的激励作用。

激励理论中的过程学派认为，通过满足人的需要实现组织的目标有一个过程，即需要通过制订一定的目标影响人们的需要，从而激发人的行动，包括弗洛姆的期望理论、洛克和休斯的目标设置理论、波特和劳勒的综合激励模式、亚当斯的公平理论、斯金纳的强化理论等。

最具代表性的弗洛姆（V. H. Vroom）的"期望理论"认为，一个目标对人的激励程度受两个因素影响：

一是目标效价，指人对实现该目标有多大价值的主观判断。如果实现该目标对人来说，很有价值，人的积极性就高；反之，积极性则低。

二是期望值，指人对实现该目标可能性大小的主观估计。只有人认为实现该目标的可能性很大，才会去努力争取实现，从而在较高程度上发挥目标的激励作用；如果人认为实现该目标的可能性很小，甚至完全没有可能，目标激励作用则小，以至完全没有。

因此，从激励机制实现的角度而言，一方面需要设定明确的激励目标。激励目标的设置十分重要，尤其是激励目标是多维的，需要进行多任务的激励。不恰当、不合理的激励目标将会严重偏离委托人利益预期，对代理人产生负向激励；另一方面需要设定激励强度的大小，即代理人为每增加一单位的努力程度，实现目标的期望值增加了多少。

具体到医疗服务提供者，就激励目标的设定而言，由于患者与医生追逐目标并不一致，并且医生具有医疗技术的信息优势，不合理的激励目标，将可能导致激励的结果偏离患者的预期，损害患者的利益。例如，政府部门允许医疗机构提取15%～20%的药品加成收入，其初衷在于政府卫生投入减少的背景下，通过制定合理的药品收益的基础上，以保证医疗机构正常运行并激励供方合理用药行为。但是，此种激励目标的设置，忽略了医疗机构激励机制的变化。由于用药利益与医疗机构经济利益相一致，而医生的个人收入又与为医院创造的经济收入直接相关，导致医生可以通过诱导需求而达到增加个人收入的目的。实证研究表明，在药品加成的激励目标下，当医疗服务收入和药品销售收入成为评价医生工作业绩的主要衡量指标时，医生的诊疗行为就会产生增加医疗服务项目和多销售药品的整体性偏好。另一方面，就激励的强度而言，只有当医疗机构和医生认为其付出能够得到与预期相一致的回报时，他们才会提供令人满意的医疗服务；反之，如果医疗机构和医生认为所得回报低于预期值，而且这种状态暂时得不到改变，他们就会减少服务或降低服务质量。

激励是委托方通过特定的激励措施让代理人完成设定的激励目标，规制或约束则是通过特定的手段限制或规范被规制者的行为超过一定的、合理的限度或范围。从一定意义上讲，激励和规制具有一致性、可以相互转化。具体而言，以经济激励为例，通过经济手段激励代理人完成某一设定的目标，如果经济激励强度与代理人预期收益具有较强的相关性，例如，假定医生收入在很大程度上取决于其基本医疗服务提供和合理用药的绩效，一方面医生完成预先设定的激励目标，即可获得可观的工资和收入；另一方面，如果未完成设定的目标，其预期收入将会大打折扣，即对医生产生经济风险，从而对规范代理人行为产生规制作用。因此，由于激励目标未实现而对供方产生的经济风险，使得激励机制与规制作用在一定程度上是一种对立统一的关系。

五、医患契约的机制设计

（一）医患契约设计的两难选择

根据上文分析，在信息不对称的情况下进行医患的契约设计，必须要同时面对规制医生的信息租金和激励医生规范用药行为的问题。但在现实的契约设计和践行过程中，任何一种契约形式，无论是高强度的规制合同（高激励）还是低强度的规制合同（低激励），都不能同时解决既规制信息租金，又能够保证医生对成本节约的激励程度不变。往往不能同时解决所有的问题，顾此失彼的现象时常发生。一方面，在信息不对称条件下，实施高强度的规制方案在理论上为降低医疗机构的成本提供了最大的激励，如固定价格合同和价格上限规制就属于此类高强度的规制方式，但此时医疗机构实际上拥有成本节约的剩余索取权，或者说可以将节约的成本等量地变为自身的利润，这一事实导致医生可以利用自己的信息优势进行潜在的寻租；另一方面，如果政府不想让渡任何信息租金，则只能选择收益回报率这类低强度的规制方案，如成本价格合同或者传统的服务成本规制方式，被规制的医疗机构的信息租金几乎为零，减少了信息寻租的滋生空间。但是这种规制方案的特点在于可以使医疗机构发生的任何成本转嫁给消费者，使得医生在处方和开药时根本不关注成本问题，无须对超支负责，由于成本责任的完全缺位，造成了对医生的激励严重不足。

因此，在高强度的规制契约中，信息不对称主要造成医务人员的隐藏信息（hidden knowledge）。隐藏信息使得规制者无法观察到被规制医生的治疗方案选择、用药种类和数量选择等外生变量，导致医生可以通过"说假话"的方式榨取信息租金；而在低强度的规制契约中，信息不对称主要造成医疗机构的医务人员的隐藏行动（hidden action）。隐藏行动使得规制者无法观测到被规制医生的工作积极性、投入时间、工作强度等内生变量，导致医生产生"偷懒"的道德风险问题（图2-4）。

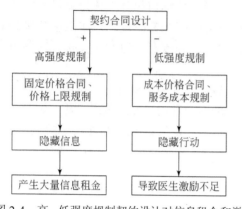

图2-4 高、低强度规制契约设计对信息租金和激励作用的影响

综上所述，为了激励医生合理用药行为，提供激励与减少信息租金之间存在类似互补关系，提高效率降低医疗服务成本就不得不出让渡部分信息租金，而减少租金则不得不以降低对医生的激励为代价，即高强度的规制方案可以激励医生提高效率降低成本，但同时留给医生高额的信息租金；低强度的激励方案降低了医患间的信息差距，但同时也减少对医生的激励程度，形成了成本高效与低信息租金的两难困境。将这种情况放在医生用药行为上看，如果规制方希望提高效率降低成本，通过采取高强度的规制方案，如价格上限或固定价格合同，由于医生拥有剩余索权，所以有很大的激励降低成本，从而获得的信息租金。在这一过程中，药品使用成本或者说药品使用量都在急剧下降，最终导致药品提供不足，而医生获得了大量资金；如果规制方不希望医生获得信息租金，则需要采取成本价格合同，或者服务成本合同，所有的药品使用成本，无论是高或低，都不需医生承担，而在药品加成规制条件下，将刺激励医生的开药行为，即在高强度规制方案下，医生获得了信息租金，但可能造成药品提供不足；而在低强度规制方案下，医生放弃信息租金，但可能造成医生过度用药，药品提供不足和过度提供都是不合理用药的表现形式。因此，从这个角度看，低激励低租金和高激励高租金的契约合同都是不完备的，其改进的空间就在于合理权衡提高激励和提高信息租金的关系。这种改进可以看成是信息不对称条件下当事人的对策及对策均衡的结果。

（二）激励性规制方案设计

根据前述分析，传统的规制方案留给了医生大量的信息租金，并且规制强度越高，医生的信息租金就越大。从取消或降低信息租金的角度考虑，放松规制（deregulation）是可行的办法。然而，放松规制不等同于取消规制，尤其是在很多情况下还需要规制的作用，如上文论述了低强度的规制将导致医生成本节约的激励不足（图2-4），进而将刺激医生诱导患者使用更多更贵的药品，以增加其自身收益。因此，为了保证规制的作用，同时降低医生的信息租金，提高卫生服务供方的效率，激励性规制应运而生。

1. 激励性规制理论的发展

随着信息经济学在产业经济学中的应用，人们认识到，规制机构与被规制者之间存在信息不对称，表现为规制机构知道的有关被规制者的信息要远远少于被规制者所知道的信息，并且信息优势的存在会对规制作用的发挥带来影响。此外，政府规制部门与被规制机构在行为目标上存在一定的差异，前者主要关注企业效率和社会福利最大化的实现，而后者主要追求自身利润最大化。由于信息不对称和规制双方行为目标的差异，规制问题可以作为一个委托代理问题来处理。在这种委托代理关系中，政府规制部门是委托人，被规制机构是代理人。采用传统的规制理论就会产生隐藏信息的逆向选择问题和隐藏行动的道德风险问题，具体表现就是被规制者利用自身的信息优势，隐瞒成本水平，通过"说谎"高报自己的成本；同时，由于被规制者为降低成本而做的努力政府规制部门很难观测到，所以前者可以选择"偷懒"而不被发现，后者也不知道应该支付或补偿多少才会使被规制者愿意提供这种产品或服务。传统规制理论没有认识到这种信息不对称性的存在，把政府规制部门看成是"无所不知，无所不能"，也就不会设计出克服逆向选择和道德风险的规制方法，从而造成规制效率低下。激励规制理论则是以信息不对称作为立论前提，把规制问题看作是委托代理问题，通过设计诱使被规制者"说真话"的激励规制合同，以提高规制效率。这就使自然垄断行业规制的理论基础和思维方式发生了根本性变革。

20 世纪 70 年代末 80 年代初，基于不完全信息条件下的传统规制理论规制效率的低下，以及随着委托-代理理论和信息经济学的发展，经济学家将激励理论和机制设计理论引入到传统规制理论中，形成了激励性规制理论，旨在解决信息不对称条件下的规制失灵问题。

2. 激励性规制在医生用药行为中的应用

激励性规制理论主要解决的基本问题是什么呢？日本规制经济学家植草益认为激励性规制就是在保持原有规制结构条件下，激励企业内部提高效率，也就是给予被规制企业以竞争压力和提高生产或经营效率的正面诱因；拉丰和泰罗尔的观点则认为，政府对自然垄断产业的规制，可以看成是具有不同激励强度的成本补偿机制。假定规制机构对被规制企业可以利用转移支付的工具进行补偿，规制机制的设计实际上就是要确定一个适当的成本补偿规则，以便能够按企业的实际成本和努力程度给予其相应数量的补偿；我国经济学者张昕竹认为，激励性规制实际上就是具有不同激励强度的成本补偿机制。综合以上学者观点可以认为：对卫生服务供方用药行为采取激励性规制实际上是具有不同激励强度的一种补偿机制，针对其放弃诱导患者过度用药可以获得的额外收入，并以此补偿医疗机构收入的机会。具体而言，激励性规制就是要设计一种适当的供方收入补偿规则，采用特定的支付方法，根据供方的用药选择的合理范围及其成本节约的努力水平给予相应的货币补偿，其目的在于提高供方药品成本使用效率。以医生用药行为角度进行分析，如果政府作为规制机构具有完全信息，充分掌握医药专业技术和药品使用知识，以及了解医生规范用药付出的努力程度，则可以达到一个恰当的合同，既可以为医生提供充分的激励，使医生以最合适的给药方案和成本提供服务，同时医生的超额利润为零（因为完全信息下医生的信息租金为零）。但现实中，政府的药品相关专业信息远不如医生，同样，政府也很难掌握医生为规范用药付出的努力及可能的潜在收益，因此，政府很难确定支付或补偿的标准，以能够让医生愿意合理用药。另外，即使可以确定对医生的支付或补偿的标准，由于代理人行为的不可验证性，也不能保证医生就一定会遵循合理用药。医生在决定是否合理用药时具有较大程度的相机行事选择权,即可以付出合理用药的努力,也可以"偷懒"而且不会被发现,而政府很难对此做出判定,因此将面对医生的道德风险问题。因此,政府作为规制机构需要通过补偿机制的方式设计既给予医生足够激励,同时又要利用支付方式产生的经济风险规制医生滥用相机行事选择权以牟取私利,促使医生能够规范使用药品。激励性规制即解决这样的问题。

3.医患契约机制设计的策略

医患契约涉及主体包括卫生服务提供方、患者及具有公共权力的政府(图 2-5)。从契约涉及三方的职能和关系上看,医生作为医疗服务的提供方,向具有健康需求的患者提供诊疗方案和用药处方等服务,从本质上看,这是医生利用自身的信息优势解决患者的健康需求问题,但由于供需双方之间呈现信息不对称分布状态,在医疗服务的提供过程中也产生了信息租金;患者具有治疗疾病和药品的需求,由于医学知识和医疗技术存在很高的技术壁垒,患者将健康诊断、疾病治疗和药品处方的决策权赋予了医疗服务提供者,形成了天然的委托-代理关系。同时,由于患者作为个体不具备与医疗机构进行契约制定的谈判能力和履约的监督能力,患者集体将自身权益让渡给能够代表大众利益的公共机构,如政府或第三方机构,由其作为患者利益的代表同医疗机构就医患契约安排进行设计。

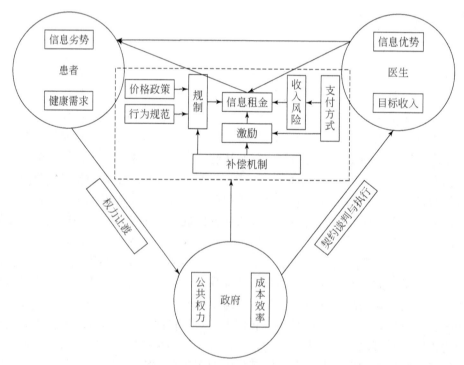

图 2-5 供方合理用药行为的激励性规制设计

因此,在契约制定和执行过程中,政府首先采取价格政策和医生行为约束等手段降低药品零售价格、规范医生用药,但是在此情况下,卫生服务供方可能通过信息优势进行规避,或者因为过于严格的规制力度大幅降低甚至取消医疗机构的药品收入。医疗机构因收入来源和收入渠道的减少而无法弥补机构的收支差额，同时还要支付药品的管理和储藏等成本，进而导致供方合理配药积极性降低和用药供应不足（即不满足契约设计中的参与约束条件）。因此，在对供方用药行为规制的基础上，为了防止供方过度降低给药的可能性和变相放弃医疗机构配药的职能，应当对供方合理用药行为进行弥补，对医疗机构运营成本进行补偿，产生激励作用；同时，不规范用药的供方将导致补偿受损，从而对供方不合理用药行为产生规制作用；然而，对于供方应当采取相机补偿，根据供方用药范围和药品成本节约程度进行支付；同时，鉴于补偿的激励失当可能导致供方用药过度或不足，需要设定特定的支付方式作为"资源流动阀门"对供方产生经济风险或经济激励，调节供方用药行为。

基于不同激励强度补偿机制的激励性规制视角，最优医患契约的机制设计策略就是在通过价格政策、行为约束等约束手段规制供方通过信息优势获取超额信息租金的基础上，设计适当的供方收入补偿规制，设定供方合理用药的补偿范围，根据医生的药品使用选择和成本节约的努力程度进行补偿；利用特定的支付方式对低于或超过合理用药范围和成本浪费行为产生经济风险，从而通过价格规制、行为规制、补偿机制和支付方式的有机结合形成具有不同激励强度的补偿机制，即激励性规制手段合理约束供方用药行为。从医患契约角度来看，卫生服务供方作为签约方同时满足参与约束和激励相容约束，设计通过合理用药行为可以获得最高的可能性预期收入，即医患信息不对称条件下的"最优"（实际上是帕累托次优）状态，这也是上文关于"不对称信息状态下医患双方契约安排"部分中所论述的。

基于参与约束，激励性规制合同必须保证被规制方得到的最低程度的补偿收入必须不能少于其保留效用或机会收益；基于激励相容约束，通过契约的机制设计，根据医生给药行为的合理程度和药品成本节约的努力程度进行补偿，使得诱导患者药品需求的医生无利可图或收不抵支，给予合理用药的医生适度的经济补偿（实际上是政府向医生让渡了部分信息租金作为补偿），以形成不同用药水平的医生之间的合理收入差异。激励性规制形式的合同在我国的医疗卫生服务领域是具有现实基础的，例如，在基层医疗机构较为普遍使用的"收支两条线"，通过完全上缴药品收入，使得医生不能通过诱导患者的药品需求而获益，但是这种收支管理方式并没有对规范用药的医生形成有效的奖励机制。因此，在基层医疗机构的补偿机制改革中，越来越多的地区在"收支两条线"的基础上，增加了不同形式的绩效考核内容，包括将合理用药行为作为医生绩效工资考核的一部分，这实际上就是对医生节约成本付出努力的一种货币补偿方式。

因此，最优契约的机制设计策略，可以转换为根据医生不同用药水平设计相应激励强度的成本补偿规则。在此基调下，对供方收入的补偿方式的设定和特定支付方式的使用，所产生的激励性规制效果，必须同时能够对医生的用药行为发挥平衡和协调作用。所以，全书就用药行为激励性补偿规则设计如下：

（1）目的：医生和患者利益目标设计一致，通过诱使医生从自身的利益出发选择对患者最有利的用药行为，达到医生合理用药结果优于诱导用药结果的目的。

（2）原则：按医生用药选择的合理范围和成本节约的努力程度进行相应补偿。

（3）具体规则：

1）目标成本责任的部分或全部转移，形成支付方和服务供方的成本共担和利益共享机制，同时增加供方的预期收入和潜在风险，药品成本节约形成的资金供方部分分成或全部留归，成本超额损失供方全额承担。

2）目标成本的确定，即补偿范围确定，是医疗机构完全成本补偿（包括医疗器械和设备、检查项目、医疗服务成本、药品成本、医院基建），还是药品成本的专项补偿，如果医疗机构的完全成本补偿，卫生服务供方会在不同会计科目成本间进行风险转移，如从"大处方"转向"大检查"，则给供方余留了信息寻租的外生空间。

3）补偿额度的设定，即限定供方信息租金最高限额。补偿上限的确定原则，是在需方合理用药范围的最低接受程度和供方信息租金最低接受程度之间的平衡。具体办法选择由契约双方商议决定，可以通过历史经验数据、成本核算方法或契约双方谈判机制形成。

4）补偿的计量单位确定，即进行补偿的付费单元选择，是根据供方具体的服务数量、疾病诊断相关分组，还是患者每住院日等。付费单元的组合程度越高，医生占有的优势信息越少，同时在即定付费单元内成本节约的激励越强。

5）单位支付水平的设置。在信息租金限定的前提下，支付水平越高，医生药品成本节约的激励程度越高。

6）支付时间的设置，指支付水平的确定时间，在服务发生前确定支付水平，激励强度越高。

通过上述根据供方的用药选择范围和药品成本节约努力水平设置不同激励程度的补偿规制，让医生在给药时面临"风险与机遇"共存的局面，使得医生同时面对预期收益和潜在收入损失，通过追逐限定额度的信息租金，自觉形成规范用药行为，即激励相容机制；而在患者角度，在让渡部分信息租金后，达到了药品费用下降与合理用药后健康水平提高的目的，从而社会总福利水平提高。

在采取政府规制的同时，采取激励性手段，不仅要在契约的参与约束设计上，满足医生的保留效用，而且要通过激励相容约束的设计，让医生自觉意识到合理用药的结果优于诱导用药的结果。因此，为了达到这一设计目标，从设计思路上来说，政府在对医疗机构进行支付和补偿时，必须设计特定的方式，使得医院和医生在相机选择用药行为时，同时面临经济激励和收入风险，以满足契约设计中的激励性规制。

六、讨论与小结

本章从医生主观行为出发分析不合理用药是由于供方诱导需求造成的，根源于医患之间的信息差距，以及委托-代理关系下双方利益目标不一致而使供方产生寻租动机；而供方具备的信息优势可以使医生通过"说谎"和"偷懒"使得寻租成为可能，因此，在信息不对称条件，在医患契约设计时，不仅要设计参与约束，使医生的预期收益高于预期效用；还要满足激励相容约束，让医生意识到合理用药的预期收益要优于诱导需求的收益。在现实的契约设计时，必须要引入第三方，如政府，以保证契约制定和执行的可行性。

（一）不对称信息条件下的医生工资安排和激励相容约束设计

在不对称信息条件下，平均分配医生收入固定工资方式不再可行，因为既然拿一样的工资，同时医生的行为不可观察，基于逐利的目的，没有医生愿意放弃诱导患者用药需求。于是，为了激励医生放弃诱导，必须通过激励相容约束的方式，制订差别工资，即给以放弃诱导需求的医生高工资，诱导患者过度用药的医生低工资，使得医生自觉感到放弃诱导需求的收益高于诱导需求的差异。因此，需要通过设计适当的差别工资及高低工资水平之间的差距，对医生的合理用药行为产生激励。

（二）不对称信息条件下医生差别工资水平的设定

基于放弃诱导患者过用药需求的差别工资，对于医生最低工资的限制，不能太低，也不能太高，否则激励医生的成本会增加。这是因为如果最低工资设定较高的话，相应地，为了能够维持足够的工资差距来激励代理人努力，原来的最高工资也要调整到更高的水平，此时医生的期望效用及与之对应的期望工资也会相应得高于原来的水平。经济学上将不能让代理人（医生）在低产出时的待遇境况差于某一最低下限的情景称之为"有限责任租"，否则会让代理人即医生获得了超出保留效用的额外收益。这就意味着，有限责任租使患者激励医生的成本上升。而且一旦激励成本上升幅度越过一定阈值，那么就可能使原来可行的激励方案变得不再可行。如果将最低工资设定的过低的话，为了保持期望效用不变（见图 2-2），同时需要增加最高工资水平，才能继续保持医生的效用水平在 U_0（因为此时如果不增加最高水平，那么医生的效用将低于保留效用 U_0，不符合医患契约安排下的参与约束，医生将拒绝提供服务），那么患者支付的平均工资（费用）将进一步提高。因此，如何设定医生的差别工资（绩效工资），选择设定医生高低工资水平的标准，以及合理拉开高低工资之间的差距具有重要意义。

（三）医生诱导需求过程中政府规制的必要性

本章在讨论在制定医生的工资契约时，关于工资契约的参与约束是"理性的患者总是尽可能地压低医生的收入"，使得参与约束为紧，医生的预期效用等于保留效用为 U_0。然而，实际上由于医生作为拥有信息优势的一方，不可能主动向委托方患者告诉自己的最低的保留效用（并且保留效用是个主观值），而是希望追求更高的效用，例如，在既定的工资水平下，减少工作的努力；在固定的医院补偿额度下，降低药品的质量和提供的数量；在经济激励的条件下，通过过度的医疗服务或高价的药品增加收入，尤其是在契约制定过程中，只存在卫生服务提供者和患者双方时，卫生服务提供者对于契约安排的控制力更强。患者不具有信息优势，更重要的是，他们不具备特定的权力和力量对医疗机构的行为进行监管，在这样的情形下，会导致契约失灵。因此，需要由政府作为监管人对医疗机构和医生的用药行为进行规制。例如，在医患契约制定过程中，对于医疗机构服务提供服务和药品的最佳数量和质量、成本控制等条款进行设计，减少激励成本，降低效率损失；规制医疗机构信息隐藏，缩小医患双方间的信息不对称，减少信息租金；同时，政府或医保方作为筹资方还应当考虑到：激励相容约束条件下让医生放弃诱导需求的激励费用可能过高，尤其是在医患信息差距过大时可能会超过患者经济承受能力，需要政府部分分摊或全额支付激励费用。

（四）基于促进供方合理用药水平的补偿机制和支付方式的关系

根据上文利用激励性规制促进供方合理用药，针对服务供方用药行为采取的补偿的规制实际上是具有不同激励强度的补偿机制，根据供方用药的合理范围进行补偿，针对其放弃诱导患者过度用药可以获得的额外收入。但是，这样的规制存在一个假设前提，即补偿方能够判定药品的合理范围是多少，以及医生为规范用药付出的努力及放弃的可能性收益的大小。所以，即使促使合理用药补偿规则是"具有不同激励强度的补偿机制"，但由于补偿方很难确定支付或补偿的标准，才能够让医生愿意合理用药。另外，即使可以确定对医生的支付或补偿的标准，由于代理人行为的不可验证性，也不能保证医生就一定会遵循合理用药。医生在决定是否合理用药时具有较大程度的相机行事选择权，即可以付出合理用药的努力，也可以"偷懒"而且不会被发现，而政府很难对此做出判定，因此将面对医生的道德风险问题。因此，为了保证供方的合理用药，仅通过考核用药的合理范围不足以达到目标，必须通过设置支付方式根据供方的药品使用节约程度予以补偿的不确定，即经济风险。从而保证供方在面对"合理用药"或"不合理用药"相机选择时，能够选择合理用药，以达到药品使用节约的考核指标。因此，政府作为规制机构需要通过补偿机制的方式设计既给予医生足够激励，同时又要利用支付方式产生的经济风险规制医生滥用相机行事选择权以牟取私利，促使医生能够规范使用药品。

（五）信息租金的产生与激励性规制

在不对称信息条件下，基于激励相容约束设计差别工资，根据式（2-13），支付给医生的期望工资（$E[W]$）大于完全信息条件下的固定工资（$w_0+\delta$）水平，这是因为在不对称信息情形下，患者或支付方需要花费更高的激励成本才能使得激励相容约束条件成立，即保证医生放弃诱导患者药品需求的预期效益优于诱导需求的预期效益。本质原因是医生拥有相对患者更多的信息优势，信息作为一种非生产性要素而产生的经济租，即信息租金。因此，解决医生诱导需求的问题实际上是在减少医生信息租金和降低医疗服务成本之间的权衡的问题。

但是，不同于一般的寻租行为规制，采取不同的规制手段降低信息租金，医生作为理性人会采取不同的应对措施使自身利益最大化，即在高强度规制手段下如固定价格合同或在价格上限约束，医生可以通过"说谎"的方法，以降低药品数量和质量的方式获得最大利润；在低强度规制手段下如成本价格合同或者传统的收益率规制（即药品加成方法），医生可以通过"偷懒"的行为，以诱导患者使用更多的和高价药获得更多的收益。因此，无论何种规制信息租金的方法，都不能同时解决既规制信息租金，又能够保证医生对成本节约的激励程度不变。基于成本高效与低信息租金的两难困境，必须要在提高医生激励和让渡信息租金之间做出权衡，即使用激励性规制的方法，根据医生的用药选择的合理范围及其成本节约的努力水平给予相应的货币补偿，所发挥的激励性规制效果能够同时能够对医生的用药行为发挥平衡和协调的作用。其目的在于提高供方药品成本使用效率。

参 考 文 献

陈钊. 2010. 信息与激励经济学［M］. 2 版. 上海：格致出版社：90.

方博亮. 2004. 管理经济学：现代观点［M］. 2 版. 北京：中国人民大学出版社：408.

高鸿业. 2004. 西方经济学［M］. 3 版. 北京：中国人民大学出版社：394.

刘启君. 2005. 寻租理论研究［D］. 武汉：华中科技大学.

罗伯特·S. 平狄克，丹尼尔·L. 鲁宾费尔德. 2009. 微观经济学［M］. 7 版. 北京：中国人民大学出版社：157.

莫里斯. 1997. 詹姆斯·莫里斯论文精选：非对称信息下的激励型论［M］. 张维迎，译. 北京：商务印书馆：424.

让·雅克·拉丰，大卫·马赫蒂摩. 2002. 激励理论［M］. 北京：中国人民大学出版社.

王燕. 2004. 价格规制合同设计中信息租金与配置效率的协调方式［J］. 中国工业经济，8（8）：62-67.

谢地. 2003. 政府规制经济学［M］. 北京：高等教育出版社：85

张昕竹，让·拉丰，安·易斯塔什. 2000. 网络产业：规制与竞争理论［M］. 北京：社会科学文献出版社.

张昕竹. 2001. 激励管制与电信改革［J］. 通信世界，8（28）：21.

张忠鲁. 2005. 抗生素过度使用的成因与对策［J］. 医学与哲学，（10）：25.

Arrow K J. 1963. Uncertainty and the welfare economics of medical care［J］. American Economic Review，（53）：941-973.

Culyer A J. 1989. The normative economics of health care finance and provision[J]. Oxford Review of Economic Policy，（5）：34-58.

Dong L，Yan H，Wang D. 2008. Antibiotic prescribing patterns in village health clinics across 10 provinces of Western China. J Antimicrob Chemother，62：410-415.

Edwards I R，Aronson J K. 2000. Adverse drug reactions: definitions，diagnosis，and management［J］. Lancet，356：1255-1259.

Krueger A O. 1974. The political economy of the rent-seeking society［J］. The American Economic Review，64（3）：291-303.

Pattison R，Katz H. 1982. Investor-owned and not-for-profit hospitals: a comparison based on California data[J]. New England Journal of Medicine，309：347-353.

Roemer M I. 1961. Bed supply and hospital utilization: a national experiment［J］. Hospitals，（35）：36-42.

Ye K，Wu Y. 2007. Rational drug utilization for commonly clinical cases[J]. China Food Drug Admin，2: 53-55.

第三章 基层医疗机构药品信息寻租行为激励性规制研究

第二章理论分析中指出传统的新古典经济学观点认为自由市场机制作为"看不见的手"，会自发引导稀缺性的资源配置到不同的经济活动主体，形成理想状态下的帕累托均衡，从而实现资源的最优化分配。但这种理想化状态的实现需要一系列的假定条件，其中重要的一个假设条件就是信息的完全性：市场交易双方都拥有足够的完全信息以支撑当事人做出正确的决策。但是完全信息假设条件在现实中不可能实现，即存在"信息不对称"的现象。医疗服务市场存在明显的信息不对称，导致资源配置效率低下和市场机制失灵。医生作为信息优势的一方，将信息作为非生产要素进行寻租，追逐更大的效用。在卫生服务提供过程中诱导患者使用高价的和不必要的药品，不仅增加了患者的经济负担，还会对患者的健康造成负面影响，导致不合理用药现象的发生。因此，需要政府对占有信息优势的医生进行规制，从本质上而言，这些规制的措施是降低医患双方的信息差距，同时需要在降低信息租金的基础上根据医生合理用药水平进行激励，提高卫生资源的配置效率，实现帕累托改进。因此本章的目的即在于介绍信息不对称的条件下对医生的信息租金进行规制的理论和实践，并且通过实证考察我国医药卫生体制改革的相关政策规制基层医疗机构信息寻租、促进合理用药的效果。

一、卫生服务领域内规制的界定和需求

（一）规制的界定和需求

在一定程度上，政府和市场都是实现社会目标的手段。一个国家可以通过自由市场实现卫生筹资和卫生供给职能，包括药品的生产和卫生技术人员的培训，同样可以直接通过政府的统筹安排实现这些职能。这两种手段均可以实现卫生系统目标。选择哪种手段很大程度上取决于一个社会目标的价值取向。

长久以来，西方经济学家推崇利用市场手段实现卫生系统目标是基于他们的"主观功利主义"（subjective utilitarian）的哲学观点。此种观点认为由个人实现自身效用最大化。"主观功利主义"假设前提是社会的收入分布已经处于较为理想的状态，因此可以通过完全竞争市场实现个体效用。

当一个国家决定依靠自由市场实现其卫生筹资和卫生服务生产等主要职能，必须要采取某种形式的规制手段。因为市场交易的正常运行必须由政府制立法律法规，保证公开透

明的服务和商品交易，并对产权进行保护，否则正常的市场交易将不可能存在。因此，在现代社会必须由政府对处于优势地位和具有控制力的机构和个人行为及利益进行限制，称之为规制。

规制同时也是卫生系统中主要的调控机制之一，规制可以影响资源配置，如规定医疗保险可以覆盖哪些服务和药品，进而影响人群的健康状态和社会满意度；也可以设置保险条例和法规，在保险市场引入更高程度的竞争，达到提高效率的目的，进而可以影响被保险人的风险保护和健康状况。因此，采用不同的规制手段和规制力度，会对相关市场主体的健康水平、可及性、效率、质量等方面都会产生很大影响，所以规制主体对规制方式的运用必须是谨慎而恰当的。不适宜的规制方式可能会使卫生系统变得更差。因此，决策者必须充分了解规制的优势和缺陷。

（二）本书中规制的界定

"规制"一词源于对日本学者植草益《微观规制经济学》的翻译，字面意思包含"管制、控制、规制、规章"等意思。不同学科、不同领域、不同价值取向的研究者和政府决策者对"规制"存在不同的解读和关注点。决策者侧重于规制的设计、执行和监控过程；有的学者侧重于规制机构的行政管理职能和司法控制权力；有的学者关注规制对于市场价格和经济主体行为的调控能力；有的学者则关注规制对利益相关者之间的权衡和冲突。不同研究领域对规制研究的不同侧重，形成了不同的规制定义。

本书所研究的规制范围的界定，从规制主体和规制手段两个方面分析：从规制主体看，本文参考 Marc J. Roberts 和萧庆伦教授等撰写的 *Getting Health Sector Reform Right*，该书指出："规制被认为是由政府发布的法律规章制度，包括各种形式的法律法规文件（如法律、法规、命令、规范、行政规则、指导方针等），发布的机构可以是政府相关部门，也可以是政府赋予相应监管权力的第三方机构"。基于以上关于规制主体的限定，将政府机构及带有政府色彩的组织作为实施规制的主体。从我国国情来看，除了作为正式部门的政府机构外，社会保险机构是政府部门的有效延伸，在监管医疗机构和颁布医疗保险政策法规方面扮演了政府角色，因此，本书关于医疗机构的规制主体包括政府部门和社会保险机构。从规制的手段看，基于本书第二章对激励性规制涵义的界定：对卫生服务供方用药行为采取的激励性规制实际上是具有不同激励强度的一种补偿机制，针对其放弃诱导患者过度用药可以获得的额外收入，并以此补偿医疗机构收入的机会。具体而言，激励性规制就是要设计一种适当的供方收入补偿规则，采用特定的支付方法，根据供方的用药选择的合理范围及其成本节约的努力水平给予相应的货币补偿。因此，除了政府部门发布政策法规作为规制工具，政府或医保部门对医疗机构的补偿方法和具体的支付方式也会对服务供方的成本使用和成本节约行为产生规制作用。因此，本书涉及的规制手段包括政策法规、医疗机构补偿机制和支付方式。这也与规制主体中的政府部门和社保机构是相契合的。补偿机制和支付方式对卫生服务供方行为作用的多重性，将在以下章节中进行论述。本章讨论的合理用药规制主要包括由政府部门发布的经济性规制和行为规制政策。

二、基于信息寻租行为规制的基层医疗机构
合理用药理论研究

（一）不合理用药的信息寻租空间

药品从生产企业出厂到最后以医生处方的形式到患者手中，基于医生或者医疗机构的视角，药品在生产和流通领域，医疗服务供方在与哪些组织或个人进行交易活动时，可以利用自身信息优势进行寻租？图 3-1 显示了药品从生产到最后的使用环节，医生通过信息优势，利用不对称信息可以采取的寻租行为。

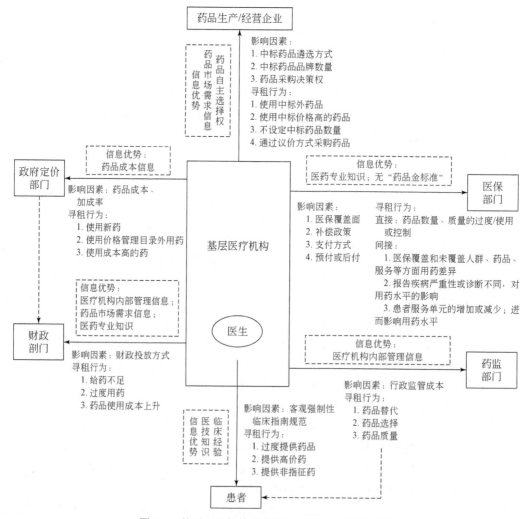

图 3-1　基层医疗机构不合理用药的信息寻租空间

1. 卫生服务供方与药品生产企业的信息差距

从药品的出厂环节看，必须由药品采购方通过药品招标的环节，才能使得生产的药品进入医疗机构。当医疗机构自身作为药品实际采购主体的情况下，医疗机构可以根据掌握的基本药学信息和药品市场需求信息，可以在不同药品厂家、品牌、品种和剂型之间进行选择，更重要的是医疗机构掌握了药品采购的自主选择权，因此，他们还可以基于逐利的目的，在不同的药品采购价格、创新药或者仿制药、国产药或者进口药等选择方面掌握主动，甚至能够影响药品的出厂价格；医疗机构还可以通过货款不及时结算的方式，让中标企业不得不断货，从而自行按照自己的偏好分散采购药品，从而获取最大的利益。

2. 卫生服务供方与政府定价部门的信息差距

从药品的零售价格制定环节看，首先，药品定价部门和医疗机构在获取药品真实的成本信息方面存在差异，定价部门在获取药品成本基数方面是劣于医疗机构；其次，不同的药品定价方式，会对医生的药品使用产生不同的激励。因此，医生可以通过选择不同价格的药品、或者使用价格管理目录外用药、过多或过少使用某种药品、又或者在不同的药品之间进行选择，获取最大化的租金。

3. 卫生服务供方与政府药品监管部门的信息差距

从药品监管环节看，主要包括对医疗机构的药品选择、质量和用药规范等方面的管理职能。由于药品监管部门对于医疗机构内部具体的药品管理机制和财务管理制度缺乏了解，不可能花费巨额的信息搜寻成本和行政监管成本对医生具体的用药行为进行监管，而将监管权下放到医院管理层，表现上这是一种医院产权制度改革的"行政放权"的形式，实际上则是一种监管缺位的表现。在此影响下，服务供方的信息寻租行为可能表现为：

（1）药品替代：有些药品功能和作用相同，但是药品名称不同，价格也不同，极易造成药品替代。

（2）药品选择：由于药品种类繁多，医疗机构和医生的用药选择就具有很大的选择性，如抗生素类药品的使用问题。因此，在疗效差别不大，甚至可能出现不良反应时，基于自利考量的用药寻租行为也会发生。

（3）药品质量：主要表现为以次充好，有的基层医疗机构通过将中草药作为正规部门生产的药品使用；药品储藏保管不善；过期药品的使用等。

4. 卫生服务供方与医保部门的信息差距

在医保费用报销与支付环节，供方的信息优势主要体现为在拥有医药专业知识前提下，医生可以通过各种方式寻租而难以被发现或判定。在不同的医保支付方式下，这些寻租行为表现形式略有不同或相反。最直接和直观的效果就是医生的治疗方案中对药品数量和质量的过度利用或过度控制；而间接的影响同样会对患者用药效果产生影响，如：①医保覆盖的人群、药品、服务、疾病与对应的未覆盖者在用药行为上的差异；②通过增加或减少患者的服务单元，进而对患者的用药程度产生影响；③在报告患者疾病严重性及可能存在的诊断升级现象时，由于疾病诊断不同或严重性的不同，而造成患者用药的不合理。供方与医保部门的信息差距受多种因素的影响：如在 WHO 的"全民医保（universal coverage）"理念影响下，各国对人群、服务覆盖和药品成本补偿力度的增加，也导致了医生通过信息优势增强用药行为的趋势；另外，不同的支付方式，如支付水平的不同、后付或预付都会对供方产生不同的信息寻租行为。服务供方得以信息寻租的一个优势也在于医保部门难以确定治疗手段和给药方案的"金标准"，即针对特定应当选择使用何种治疗方案和药品选择；即使存在这样的"金标准"，也会由于患者的个体差异而存在不同标准。医生也可以通过用药习惯或者不同诊断方法加以规避。

5. 卫生服务供方与财政部门的信息差距

财政部门与服务供方发生关系主要体现为财政部门通过卫生行政部门对医疗机构部分服务活动或卫生项目进行一定额度或比例的资金补偿。由于财政投入方式的不同，服务供方由于拥有医疗机构内部管理信息、药品市场需求信息、药品成本信息和专业医技知识的优势，医生通过信息寻租行为而不易被发现。例如，卫生行政部门鼓励或要求基层医疗机构降低或者取消药品加成，对于医疗机构收入的减少通过财政补助的行式予以弥补。在具体的补助标准设定上，有的地区采取定额补助，有的按照药品销售金额的一定比例补助，如果在药品加成为零的条件下，采用前者，可能出现服务供方给药不足的可能；如果采用后者，并没有改变服务供方对药品利润的激励，只是付费方的转变，在此情况下，服务供方有动力提供数量多和质量好的药品，而卫生行政部门或财政部门作为信息劣势方无法判定服务供方的用药行为是否合理。

6. 卫生服务供方与需方的信息差距

从药品使用环节看，即医生通过处方行为向患者提供药品，医患之间在医技专业知识和临床经验上的信息差距，使得医生可以在处方的过程中可以通过诱导患者使用数量更多、价格更高的药品获取巨大的寻租空间。

关于卫生服务供方与财政部门的信息差距将在本书第四章结合医疗机构的补偿机制研究进行介绍；关于服务供方与医保部门的信息差距由于不同支付方式的不同而分析较为复杂，本书将在五章节结合支付方式对用药行为的影响分析及混合支付方式的研究设计部分进行介绍；而供方与药品监管部门信息差距的结果体现在医生通过处方行为作用在患者身上，本章不作单独介绍。因此，本章对于不合理用药的信息租金的分析，主要通过药品招标采购环节、药品定价模式和医生处方行为三个方面进行研究。

（二）基层医疗机构药品采购行为的规制

不合理用药信息租金规制研究，首先从基层医疗机构的药品来源进行分析，即对医疗机构的药品采购的内容和方式进行规制。

1. 我国传统医疗机构药品采购行为弊端分析

医疗机构的药品采购，名义上是医用药品的政府采购，但是由于医药产品的特殊性，我国的药品采购任务由政府委托医疗机构实施。医疗药品采购涉及多方利益集团的利益分配问题，在药品的招标和采购过程中，直接涉及招投标方、国家及消费者多方利益关系的调整，其中影响最直接、最大的是药品生产厂家与经销商和作为招标方的医疗机构，最终对患者利益造成影响。

自从药价放开以来，药品生产厂商，处于市场经济环境中，经营行为是典型的企业行为，以利润最大化为导向。这些厂商的产品具有较高的替代性，需求弹性较大，面临激烈的市场竞争。在这样的药品市场结构中，医疗机构作为需求方占据市场优势地位，由于市场竞争形成的设租条件具备，所以在药品采购行为中会出现寻租、设租现象。例如，临床医生和主管药品配备使用工作的药剂师利用手中的权力，故意使用其他厂家的或其他性能近似的药品品种去替代中标采购的药品，导致"一招就死"尴尬的局面；有的药品厂商则把招标采购受损的信息传递给医生，暗示医生在处方时少用或不用那些即使疗效可靠但属价低利薄的药品，而代之以性能类似的，但价位高、差价大的药物；有的医院招标时不设数量标，或少报常用药品、大宗药品的品种和数量，使得投标方只好去恳求招标方医院多给订货量，从而达成私人谋利；有的地方还以邀请招标之名，行幕后交易之实等。再者，由于不同规格药品之间有很大的替代性，中标价格低的药品医疗机构采购量很小，甚至不采购；而医疗机构对中标价格高的药品采购量和使用量较大，这正是药品越招标，价格越高的原因。另外，由于中标药品的进价下降幅度小于药品零售价格下降幅度，招标药品的利差减少，导致招标药品使用量下降，非招标药品使用量上升。在招、投标两方面的违规下，"规避招标"的现象日益突出，致使集中招标采购的药品品种越来越少，而议价采购的药品品种越来越多。调查显示，在北京、河南、海南等地进行的药品招标，符合法定竞争数量要求的药品占招标药品总数的 25%～30%，剩余 70%～75% 的药品必须通过询价采购等方式成交完成招标。因此，一方面招标药品不被普遍使用，另一方面，中标价格低的药品不被普遍使用，并且真正能够利用竞争机制进行招标药品的比例则更低，导致患者高额的医药费用负担。

总之，医疗机构在药品招标过程中处于市场优势地位，医生和药师利用自身的信息优势，放弃价格低廉但成本效果好的药品，而选择疗效类似但价格高、差价大的药品，同时药品生产和经营企业为了使产品能够中标并被医生使用，因此配合医生的利益需求，减产、停产价低利薄的药品而生产价格昂贵的所谓的新药，医生通过此种方式在药品招标过程中获取了信息租金，进而导致药品的价格和诊疗费用不断上升的趋势。

2. 我国基层医疗机构药品采购行为主要模式

以招标为代表的药品集中成交已成为医疗机构的主要成交方式。除部分地区以外，多数城市的社区卫生服务机构及农村乡镇卫生院或者参与了上级组织的统一集中成交，或者采用了执行上级卫生机构集中成交结果的管理模式；村卫生室等卫生机构虽未纳入集中成交范围，但相当一部分由其上级机构代为采购，客观上相当于采用了集中成交模式。在集中成交的具体组织形式上，则由集中招标为主逐步走向因地制宜的多样化成交模式。包括：

（1）集中招标：是我国多数地区医疗机构采用的主流成交方式，实质是将一定区域或范围内医疗机构一定时段内的药品需求分类汇总后，按照相关法定程序集中公开发布，由相关企业进行竞争性投标报价，并经专家组集体决策产生合理低价的中标药品和合格供应商的成交模式。其主要特征包括：

1）采购需求汇总。一般以地级市（或省）的所有公立医疗机构作为统一采购集团，将全部医疗机构1～2年内的采购需求汇总形成该地区统一的采购计划。

2）需求、规则、程序、结果等全程公开。除区域整体采购计划面向社会公布外，事先制订统一规范的成交规则、程序等以标书形式公开发售，凡是符合法律规范及标书要求的合法供应商均可参与投标报价。投标截止后，所有投标报价及最终评标中标结果也在预定时间统一公开发布。

3）各企业在保密状态下进行投标报价竞争。所有供应商的投标报价在保密状态下进行，直至开标后公布。随后由临时抽取的专家组成专家组进行集体评标，评标过程在严格监督下对外保密进行。

4）中标候选结果由专家组按事先约定的评标规则对各竞争产品分类评分并综合汇总后择优产生。评价标准一般包括客观标准和主观标准，包括药品质量、价格、服务、信誉等相关方面内容，均在标书中事先公布。评标结束后，所有标的的各项评分按规则约定进行汇总加和后形成总评分，属于同一竞争类别的药品按竞争规则和评分高低，胜者入围中标候选目录，负者淘汰出局。

5）集中议价作为补充。集中招标一般要求同类竞争药品要达到一定数量才可构成竞争（如3个），否则不符合招标成交标准，该部分品种往往进入集中议价程序作为补充，即以主观判断为主的面对面集体公开价格谈判，以确保所有采购需求均能得以满足。谈判成功的品种与前述招标入围品种一起构成中标候选目录。

6）多数中标结果只成为采购候选目录，而难以约定具体品牌的采购量。由于兼顾区域内众多医疗机构的采购需求差异，中标候选目录中各通用名药品往往包含多个品牌和规格的药品（比招标前大大减少），由各医疗机构按规定集体讨论选择符合该院需求的部分品牌构成该院采购周期内的成交合同目录，这才是最终有效的采购目录。但由于单个医院的品牌选择往往也不是唯一的，如较为通用的"一品两规"等，造成各个中标品牌无法确定各自真正能实现的市场销售，而只能签订实质上的采购来源合同，即便合同中约定一定的采购量，往往也是远远低于实际需求的保底量。

（2）挂网限价竞价：药品网上限价竞价采购，主要是指药品供应商通过网上采购信息平台，在低于或等于医药采购服务机构按方案规则制订的限价范围内进行报价，高价者按规定逐次淘汰，价低者按价格由低至高排列，按比例确定入围药品品种，再由生产企业通过信息平台与医院签订供货合同，由经销商进行配送的活动。

网上限价竞价采购作为集中采购的一种方式，在需求集中、程序规则公开、竞争实质、兜底程序等方面与集中招标采购并无本质区别，其核心特征如下：

1）以药品、企业入网报价作为进入整个区域市场的门槛。一般以省为单位，凡是在该省内公立医疗机构销售使用的药品，必须首先按规定程序履行入网手续，作为市场竞争和销售的前提，确保所有医疗机构所有药品采购行为的公开透明和可控。

2）多种手段促进价格竞争。在传统招标方式价格竞争的基础上，一方面利用历史采购价格、其他区域采购价格等价格信息作为价格上限，确定竞争参与者的价格上限；另一方面通过三轮报价比价，逐轮末位（或末几位）淘汰的规则设计，加剧企业间的价格竞争。

3）在保证质量基础上以价格作为唯一竞争标准。与传统招标规则中对质量、价格、服务、信誉等进行综合评价不同，挂网限价竞价采购在对相同通用名药品进行竞争分类（如同剂型、质量层次等）的基础上，默认相同类别中的不同品牌在质量上是无显著差异的合格药品，因此不再就非价格因素进行评价，而仅在同一单位层次上进行价格比较，由计算机系统自动筛选出符合规则的低价入围品种，大大降低了人为主观评价的影响。

4）原则上只接受生产企业和一级代理商的报价。为最大限度地压缩不必要的中间环节，挂网限价竞价采购原则上只接受生产企业或由其授权的一级代理商的入网报价，不再接受其他药品经营企业报价。

（3）委托采购：是某个区域或某个医疗机构将本单位药学部门负责的药事管理工作中的药品采购、供应及贮存管理工作，通过契约方式，委托给具有专业化管理水平的医药经营企业或有关机构，采用市场化运作，药房经营收益按约定比例或额度分配的一种药品购销管理改革模式。

严格意义上说，委托采购并不是一种简单意义上的成交方式，而是一种包括成交在内的药品购销权限义务的转移和利益分配。其主要特征有：

1）以契约单位为范围实现采购权限的转移和需求汇总。一般是在区、县一级政府主导下，该区域内公立医疗机构集体或分别与经招标产生的药品经营企业签订委托采购合同。从而将签约医疗机构的采购权限让渡给药品经营企业，由其在企业内部汇总同类需求后代为采购供应。

2）具体成交过程相当于以药品经营企业为主体的分散采购。企业接受委托后，将委托需求纳入自身日常经营范围，根据市场规则和经营规程向上游企业询价、谈判、成交、采购、供应。一般并不另行采用专门的特殊成交方式。

3）对委托采购的药品而言，严格意义上医疗机构不再具有包括成交在内的采购和供应职能，对药品的使用实质上通过以委托企业为主的处方外配来完成。不同地区在药品调配供应的委托方式上有所区别：如南京药房托管是将医院原有门诊药房（包括房屋、人员、设施等）整体划归企业代为经营管理；武汉市江汉区医药分开模式则是将医院沿街门面房屋"租赁"给药品经营企业开办零售药店，并将其作为主要的处方调配供应服务场所。

（4）区域品牌遴选：此种成交方式实质上是对省级集中招标采购模式的补充和完善，是以省以下行政区域范围的集中品牌遴选代理各个医疗机构的成交确认。具体而言，是在省级医疗机构集中招标采购中标候选目录基础上，不再由各医疗机构自行组织成交确认产生以医院为单位的成交目录，而是以地市或区县为单位，根据区域所有医疗机构需求组织专家评定选择符合本区域需求的唯一药品品牌，形成区域唯一成交目录，供所有医疗机构共同使用。其主要特征有：

1）两段式集中成交。前一段与集中招标采购相同，结果是筛选和确定相对集中的成交范围；后一段是在用药需求相对同质区域内确定成交合同。

2）实现完整意义上的集中采购。与一般地区集中招标成交后形成的以医院为单位的非唯一选择的购销合同不同，经区域品牌遴选后，形成的是以所有医疗机构采购联合体为唯一采购主体，每个通用名药品确定唯一成交品牌和供应商的成交合同。

3）在中标价基础上可以进一步达成价格折扣。由于中标药品的中标价格实质上仅获得了省级入围资格，并不代表确定规模的采购合同，其中标价格中必然预留了日后获取确定采购订单的空间。经区域品牌遴选后实质上一次性获得了本区域确定规模的批量采购合同，不再需要进行面对各医疗机构的市场营销及与其他品牌的竞争，因而可以在中标价基础上获得进一步的批量价格折扣。

（5）分散采购：即推行集中招标采购制度前，全国普遍采用的以单个医疗机构为主体，由采购人员人对人自主洽谈、自由选择，以当地药品经营企业为主要采购对象的成交采购一体化方式。当前，部分未参与上级统一组织的集中采购的基层医疗机构，仍然沿用此传统方式。

3. 药品采购方式信息甄别机制分析

信息甄别机制指处于信息劣势的委托人通过设计某种方案机制主动识别拥有信息优势的代理人的私人信息。药品采购中各种成交方式设计的核心目的是在确保质量、保障可得性的前提下最大限度地降低采购价格，为了得到药品生产企业真实的成本信号，招标方在机制设计中主要通过：①招标药品遴选方式；②中标品牌数量限制；③分离药品采购决策权的方式获取药品采购价格信息。不同药品招标采购模式信息甄别能力见表3-1。

（1）招标药品遴选方式：我国各地基层医疗机构药品集中招标采购遴选过程中需要甄别的信息主要包括药品价格、质量、企业规模、服务、信誉等方面内容。虽然具体指标设定、组合方式等多种多样，招标药品的遴选方式主要包括主观评定（打分法）和客观评定（指标直接排序）两种方法。药品遴选作为淘汰性竞争的实现手段，主要从两个方面建立起有效的竞争机制获得招标药品相关信息：一是对质量、服务、信誉等非量化因素，利用专家团体的主观经验和集体决策降低信息不对称程度，力求发现接近真实的市场信号；二是对价格为主的量化因素，利用竞争性博弈促进市场真实价格的发现。两种机制相比，前者本质上仍然依赖于专家个体的主观信息掌握程度，虽然通过集体决策提高了整体信息质量和市场信号发现能力，但不可能从根本上解决与供应商之间的信息不对称问题，投标者仍然占有市场信息优势地位；后者则不直接通过某人的主观经验寻求真实价格，而是通过规则设定建立起投标者之间的价格博弈机制，每个企业只有提供真实的可承受市场价格才有可能获得最有利于自身的博弈均衡，相比前者能更简洁有效地发现真实市场信号。因此，在上述两种机制的组合中，主观评定的比重越大，对价格发现效果的稀释作用就越大；客观评定的比重越大，就越有利于获得更加真实低廉的供应价格。当然，质量等其他因素不可忽略，甚至是首要因素，主观评定对获取相对优质的药品品牌更为有利。

（2）中标品牌数量限制：集中采购结果从整个市场容量的角度看，是通过减少最终成交药品供应商数量、扩大供应商的市场份额，获取其供应价格的降低。经过招标遴选产生的中标药品品牌数量越少，每个品牌可能获得的市场份额就越大，药品供应商越愿意通过降低药品价格、保证药品质量等方式同其他潜在的药品供应商通过价格博弈的方式竞标。通过限制中标药品品牌数量，有利于市场价格的降低，获得真实的药品成本信息。但由于药品采购小批量多批次的特殊性，多于一个成交品牌情况下，任何一个品牌无法预测自身的市场份额，因此，最终品牌的减少和集中，在多个到2个之间，是量的变化，而唯一品牌则是质的变化。少数市场品牌成交意味着入围者扩大市场占有率的交易成本比以前降低，但由于同类竞争在成交后仍然存在，各企业必须预留合理的费用空间支持竞争以保证市场份额扩大的实现；而唯一成交品牌则意味着获得整个市场份额的确定性结果，理论上竞争性交易成本将不复存在。交易成本的确定性大幅降低将支持企业将其市场价格降低到可承受的真实水平，以最大限度地争取确定性的完整市场份额，同时避免被淘汰的命运。

（3）分离药品采购决策权：药品集中采购的设计机制之一，是采购决策权的剥离，或者说是医疗机构药品采购与销售的分离。当前多数地区的集中采购，实际上只将药品准入决策权转移给了采购联合体，由于多个药品成交品牌的存在，医疗机构在日常采购中仍然保有多个品牌中标的采购选择权，因此，药品采购的最终决策权并未实现完全剥离。而只要医疗机构仍然掌握采购决策权，经济利益的驱动就可能导致其做出更有利于自身利益而与患者利益不完全一致的选择，同时可能造成药品供应商为迎合医疗机构利益而刻意隐藏药品真实的成本信息。也就是说，医疗机构品牌选择权的剥离，更有利于药品价格或费用的降低。

表 3-1　药品招标采购方式的成本信息甄别机制

招标采购模式	遴选方式	中标药品品牌数量	药品采购决策权	信息甄别能力
集中招标	专家主观评价打分和药品价格客观评定	较多品牌和规格的药品	医疗机构	中
挂网限价竞价	同质量药品以价格客观比较为主	较多品牌和规格的药品	医疗机构	较强
委托采购	药品经营企业采购人员以主观经验评判为主	较多品牌和规格的药品	医疗机构的采购权让渡给药品经营企业	弱
区域品牌遴选	专家主观评价打分和药品价格客观评定	唯一的药品供应商和药品成交品牌	医疗机构联合体	强
分散采购	医疗机构药品采购员主观判定	多个品牌和规格的药品	单个医疗机构	很弱

因此，招标药品遴选方式、中标药品品牌数量限定，以及药品采购决策权是否与医疗机构分离对于药品成本信息甄别能力产生重要的影响。客观的价格竞拍方式比主观的专家遴选法更具效果。在以集体招标为基础的各种药品采购方式，存在采购选择权是否让渡的问题，如果医疗机构保留采购选择权，则会由于自利的问题而产生与患者利益不一致的寻租行为。然而我们也发现采取委托采购的模式，虽然医疗放弃了药品采购选择权，但是对于药品成本信息获取能力是弱的，这是因为医疗机构将采购权转让给药品经营企业，此种方式很容易让药品经营企业与招标方形成共谋，隐藏药品成本的真实的信息，这与区域品牌遴选的招标方式形成了较为明显的对比。因此，我们考虑是否能够设计这样一种药品成本信息甄别机制：在分离医疗机构作为招标主体的条件下，对于中标药品的数量进行严格限制，进而形成可观的药品市场份额，使得竞标企业一方面既面临激励的竞标竞争，另一方面又能够在中标后产生规模经济，获得巨额利润，从而愿意以"价格换市场"的方式降低药品竞标价格，而招标方由此获得真实的药品信息。另外，对于中标药品品牌的数量限制，将整个区域的市场让渡给单个药品生产商，为了整个地区的市场份额，各个药品生产商必须最大限度地降低药品的招标价格，"逼近"药品真实成本信息，向市场发出真实的成本信号才能保证药品中标的可能性，其实质是用为获得市场所进行的竞争来代替市场内的竞争。

4. 特许投标竞争法在我国基层医疗机构药品招标采购中的运用

（1）特许投标竞争法（Franchise Bidding）的理论：随着激励性规制理论的发展和完善，激励性规制政策也陆续出台，并且发挥着越来越重要的作用。由德姆塞茨在前人理论的基础上提出，要在政府规制中引入竞争机制，通过拍卖的形式，让多家企业竞争行业独占权，这就是特许投标竞争。实践表明，特许投标竞争的实行使企业受到了利润刺激或竞争性刺激，对于促进企业削减成本、提高生产效率及资源配置效率具有积极意义。

特许投标竞争的方法是，在某些特定的自然垄断行业或服务性领域，政府通过特许授权，在一个规定的时期内（即特许期），通过拍卖（竞标）的形式，让多家企业竞争特许经营权，并在一定时期内将其授予许诺以优质低价提供产品或服务的企业，禁止其他企业进入该行业或业务领域，以此来追求规模经济。在特许经营权到期后，重新组织对特许经营权的投标竞争，以此来防止因垄断经营而造成的生产无效率和因垄断高价而造成的分配无效率。如图 3-2 所示，在图中，假定有 4 家企业为取得特许经营权而参加竞争性投标，其生产函数各不相同。以 $AC_i(Q)$ 表示第 $i(i＝1，2，3，4)$ 家企业的平均成本函数。在这种情况下，社会福利最大化的最优选择是让第 1 家企业获得特许经营权，以 P_1 的价格向市场提供产品或服务，这就能够实现让最有效率的企业以其平均成本或接近于平均成本（介于 P_1 和 P_2 之间）的价格向市场提供产品或服务。到期后，特许经营权将通过新一轮的投标竞争授予成本更低的企业。这样，市场中既存的和等待进入的企业都有提高内部效率的刺激，而且，这种效率提高带来的好处也会逐步转移给消费者。

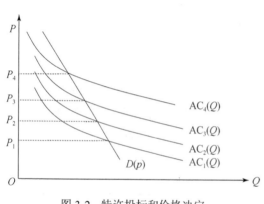

图 3-2　特许投标和价格决定

特许权竞标的实质是用为获得市场所进行的竞争来代替市场内的竞争。这样做的目的是因为由于信息不对称、外部性等因素的存在，现实的市场往往是竞争不充分的，产品或服务的价格并不能代表其价值或成本的真实信息。通过特许权竞标的方式，实际上都占信息优势的企业共同竞争，这就消除了竞标过程中信息对竞争产生的影响。企业为获取一项业务在一定期限内的垄断经营权而参与竞标，报价最低者（同时质量符合招标文件规定）被授予特许经营权。依最低价格进行竞标的目的是使产品的价格降低到最接近成本的水平，减少了被规制机构在成本方面误导政府管制部门的能力，从而选择出最具有成本效率的经营者。同时，终止或更换特许经营权的威胁会增加经营者降低成本的积极性。

（2）特许投标竞争法在我国药品招标中的运用：特许投标竞争法在药品招标采购的运用，最早起源于印度的基本药物制度"德里计划（the Delhi Programme）"。WHO 称印度"德里计划"是"非常成功的"，是值得向其他发展中国家推广的范例。"德里计划"的药品招标采购方法如下：

借鉴印度基本药物招标的"德里计划"，我国在基本药物的招标采购中也采用了特许招标竞争法。2009 年 4 月，中共中央、国务院发布《关于深化医药卫生体制改革的意见》，启动新一轮"医改"工作，其中建立国家基本药物制度是本轮"医改"重点内容之一。卫生部于2009年8月18日发布《关于建立国家基本药物制度的实施意见》，提出医疗卫生机构使用的基本药物实行省级集中网上公开招标采购，各地纷纷进行试点探索。为了规范各地基本药物制度的建立和实施，国务院办公厅于2010年11月19日印发了《建立和规范政府办基层医疗卫生机构基本药物采购机制的指导意见》。截至2011年9月，全国31个省、自治区、直辖市都已建立了省级集中招标采购平台，并先后启动或完成基本药物集中招标采购工作。

"德里计划"的药品采购流程与原则

"德里计划"的药品集中招标采购由专门成立的招标委员会（Centralized Procurement Agency，CPA）负责为当地的州立医院集中批量购买药品。

- 在对药品进行招标前，由当地州立卫生局对当地的药品需求预先统计。
- 州立卫生局将当地的药品需求量反馈给招标委员会（CPA）。
- 招标委员会根据药品需求情况采用特许招标竞争法（competitive bidding）进行招标。
- 任何国有药品生产企业或其他企业没有任何优先购买权，保证了招标的公平性。
- 制定明晰的资质标准对竞标企业进行资格审查。
- 制定严格的准入标准，包括企业生产规模（营业额）、GMP、药品生产能力等，缩小竞标企业的范围。
- 采用"双信封"制，包括竞标企业的技术标（technical parameters）和商务标（price quotes）。
- 首先，根据药品的技术标，对竞标企业进行淘汰。
- 其次，在符合技术标准的企业中，选择竞标价格最低的一家企业作为中标企业为德里州负责州范围内此种药品的生产和销售。

在药品的招标过程中，必须保证：招标的透明性和客观性、竞标企业的质量保证、所有医疗机构必须签订药品采购量合同（rate contract），即"量价挂钩"、药品直接由生产企业配送到医疗机构和药品零售机构。

资料来源：Roy Chaudhury，Parameswar，Gupta.Quality medicines for the poor: experience of the Delhi programme on rational use of drugs

---

对于基本药物的招标采购，政府首先收回了医疗机构对药品的招标采购权，委托各省、自治区和直辖市的省级药品采购中心为采购主体，药品以剂型为单位，对全省所有同一剂型的药品进行招标。通过招标方式确定生产企业，确保中标企业获得采购区域内所有政府办基层医疗卫生机构的市场份额，确保每个基层医疗卫生机构使用的基本药物（具体到规格）有且只有一家企业供应。对采购量大的产品，为保障基本药物供应，可以将全省划分为2～3个区域分别招标采购。为了充分发挥集中批量采购优势，最大限度地降低采购成本，促进基本药物生产和供应，对基本药物实行量价挂钩采购。对于招标的药品，采取质量优先、价格合理的原则，通过经济技术标、商务标的"双信封"方法公开招标采购。

基本药物实行量价挂钩和通过单一货源承诺的招标方式，中标企业可以获得一个地区某一药品剂型的全部市场，成为唯一的供货商。基本药物集中招标目的是以市场换价格，以规模采购促进企业让利。获得市场垄断地位的前提是，药品生产企业必须要保证自己的商品能够中标。因此，企业必须在保证产品质量的前提下，通过激励竞标的竞争，达到中标的目的。在这一过程中，不断地逼近药品的真实信息，从而政府可以获取药品的质量和价格的真实信息。

（三）基层医疗机构药品价格规制

1. 国际药品价格规制主要模式

在国外，不同的国家对药品价格的定价方法和特点是有区别的。在法国、日本采取政府主导制定药价的模式；荷兰、德国、加拿大等采用药品参考定价模式；英国、西班牙等采取的是由政府与企业达成药价控制体系定价模式等。

（1）政府主导的制定药价规制模式：在这种价格规制模式下，新药的价格制定，以及正在使用的药品的价格调整，都需要得到公共部门的批准。价格规制通常对药品的批发价格和利润率进行规制，从而控制药品的零售价格。

法国在制定保险药费支出年度计划的前提下，政府与制药工业行会之间缔结药品定价制度，即制药企业与药品价格委员会逐个核定药品价格。定价标准包括药品的治疗价值、替代疗法的费用及药品销售对经济的贡献大小等。对门诊药品的保险补偿则还以保险补偿目录的药品价格为限。此外，只有事先获得政府批准，药品销售价格才能上涨，并且禁止上市时间短于两年半内的药品涨价。新药被批准上市前，需要向药品价格委员会提交技术及经济学两份报告作为定价参考，综合考虑产品特征、市场前景预测和药厂对新药研发已有的投入等，由政府与制药企业进行谈判决定新药价格。日本实行的是全民医保制度，由政府主导确定药品价格管理方式，即政府确定药品零售价格，医疗保险根据政府定价补偿药品费用，日本个人负担的药费比例不得超过 30%。日本药品的价格管理由厚生劳动省医政局经济课负责，政府价格管理的范围为列入医保目录的所有药品。由于实行的是全民医保制度，未列入医疗保险目录的药品不能报销，所以未纳入医疗保险目录的药品市场销售量很小，所以几乎所有的药品都可以享受医疗保险的优惠。此外，日本的药品定价有两条特殊原则：一是后上市的同类药品要比已上市的医疗保险目录内的药品价格低 4%～6%；二是政府对药价的再审核体制，包括市场扩大再审核、疗效变化再审核、用法用量变化再审核、亏损品种再审核等。这些详细的政府审核体制保证了药品价格不会过高。

（2）药品的参考定价规制模式：很多国家采用药品参考定价模式，并且日益受到重视。荷兰、德国、加拿大、澳大利亚、新西兰、丹麦、瑞典等国家均实行药品参考定价。欧洲各国经常利用药品参考定价制定医疗保险中的药品报销标准，参考定价一般是从药理学和治疗学上具有相等作用的一群药品中，选择其中一种或几种药品作为参考价。制药公司可以自主决定药品的初始价格及药品价格的涨跌，而保险公司只为患者支付每种药品的参考价格，药品价格超过这个参考标准的，其差额由患者自己支付。这样，参考定价的规制方式促使制药公司逐步削减高于参考价格的那部分药品价格。各国制定参考价格的方法是不同的，如德国和荷兰是以同组药品的平均价格作为参考价格，新西兰是以同类药品的最低价格作为参考价格，瑞典则以同组药品的最低价格上浮 10%计算。药品参考定价规制模式有利于药品降价和药厂间的竞争，同时也能够增加患者的费用意识。

（3）控制药品利润率的定价模式：英国、西班牙是采用控制药品利润率的典型国家。西班牙采用药品成本加成定价的同时，进一步限制制药公司的利润率在12%～18%。英国则以利润控制代替药品价格的管制，1993年，英国政府与制药企业达成协议，开始在"药品价格规范体系"下对英国国民健康保险计划的药品价格进行管理。英国卫生部代表英国国民健康保险计划购买英国药品市场上出售的大多数的处方药。所有向英国国民健康保险计划出售药品总额超过2000万英镑（1英镑约合8.7元人民币）的企业都必须向英国卫生部提交年度财务收益报告，这些财务收益报告必须与制药企业的审计决算一致。同时每家制药企业实际获得的最大资金收益率是单独与英国卫生部协商确定的。通常由国家报销的药品的资金收益率必须控制在一定的范围内，一般为17%～21%。如果某个制药企业的利润率降到其预期目标的75%以下，那么该企业就被允许提高价格。但是利润超过预期目标125%的制药企业或者被允许涨价的制药企业最终营利超过预期的，英国卫生部就将对其采取一定的规制措施，如降低该企业第二年的药品价格、延迟其涨价、令其返还超额收益等。

（4）市场定价模式：美国政府对药品价格的干涉非常少，没有全国性的价格控制、没有全国性的药品目录、没有消费者费用共付的统一政策。美国药品市场最显著的特点就是基本上相对自由，药品价格更多的是由市场供需总体趋势来决定的。因此，美国药品价格在世界范围内来看是最高的。为了控制药品费用，美国许多健康维持组织采取了按人头支付的方式，此项措施在控制药品费用上涨的力度上比参考价格更大。

2. 我国药品价格的规制原则

由于我国实行的是医药合业的方式，对于药品价格的规制模式与国际上的药品价格规制模式有所不同。

我国药品价格的规制主体主要是国家发改委（中华人民共和国国家发展和改革委员会）的物价部门。具体的规制工作主要包括：药品价格的制定和价格监督。我国政府对于药品价格的规制主要表现在以下几个方面：

（1）政府定价和市场调节相结合：我国的药品价格管理模式中的定价主体已经从过去的单一主体向多元化主体转变，定价方法也在不断改进和完善。过去所有国产药的药价都要报政策审批。从2000年开始，我国对药品价格管理进行改革，主要是针对政府定价部分进行调整。根据国家宏观调控与市场调节相结合的原则，药品实行政府定价和市场调节定价。

（2）政策限价的范围和机构：根据国家价格政策规定，政府定价的范围缩小，只限于两类药品：一是列入颁布的《国家基本医疗保险用药目录》和《劳动工伤医疗保险目录》的药品；二是生产经营具有垄断性的药品。上述两类政府定价为最高零售价格，药品零售机构和医院可据市场竞争情况降价销售；而未列入上述范围内的药品价格则完全放开。另外，属于中央政府管理价格的药品目录，由国务院价格管理部门制定；属于地方政府管理价格的药品目录，由省级价格管理部门制定，并报国务院价格管理部门备案，必要时，由国务院价格管理部门协调。国家已明确放开价格的药品由药品经营者自主定价，不受国家规定的定价办法限制。

（3）政府对药品采取最高限价办法：我国政府对许多药品都采取核定出厂价加批零差

价控制的方法。这里所讨论的药品即指政府管制范围中所列的药品，占总药品 12%左右。最高限价是先由药厂申报生产成本价在物价部门备案，再由物价部门以此为基准按成本加成方法来确定。通常加成比例为 15%~20%，再出售给患者。

（4）采取药品集中招标采购办法：对指定药品采取集中招标采购办法，目的是希望通过引入竞争压低药品价格。采购的主体是医疗机构。

3. 我国基层医疗机构药品价格规制的机制分析

药品定价，主要指面向消费终端患者的零售价格的确定。药品零售价格的最终确定，既是对药品生产、流通和使用整个环节社会价值的确定，也提供了各环节可分配的利益空间。不同的定价模式将导致药物供应链中利益分配机制的差别，从而对不同的利益主体产生不同的利益驱动。在医药合一的医疗服务市场，医生作为药品提供者，根据决定药品的定价的要素，利用自身拥有的信息优势，追逐利益最大化。基于信息规制的视角，药品定价机制要解决的是医生使用疗效类似但不同药品价格的信息差距。从价格决定的角度分析药品零售价格的确定，包括生产成本加成定价、采购成本加成定价和集团支付方议价三种主要方式。不同药品定价方式的成本信息甄别机制见表 3-2。

（1）生产成本加成定价：即政府药品定价的常规模式，现行药品政府定价采用依据社会平均成本、限制最高零售价的方法，零售价=含税出厂价×（1+流通差价率）。其中，含税出厂价包括制造成本、期间费用、销售利润及增值税。含税出厂价的生产成本和期间费用是制定价格的核心依据。

从政府规制的角度来看，基于生产成本和流通差率的政府定价，实际上是基于对药品供应链各环节利益分配预估的最高限价，相当于从消费者终端控制了药品的最大收益空间，限定医生可获得的信息租金最高上限，对于控制患者的药物费用负担具有直接效果，作为被规制的医生而言零售价格的预先确定，意味着其在药品使用服务过程中单位毛收入的限定。就医生而言，在药品生产成本加成定价规制模式下，医生可以采取以下应对措施进行信息寻租：①零售价格的事先确定，政府必须要获取药品的真实成本信息。在成本信息的获取能力上，医疗服务供方作为信息优势方强于规制主体政府。②在药品进销差价作为成本补偿的情况下，为实现药品净收益的最大化，医生对于同等进销差率的药品，倾向于选择更高价位的药品。③在零售价格确定的前提下，医生存在通过各种手段努力降低采购成本的动力。医疗机构对上游药品供应商具有的强势议价能力，进而大幅压缩药品生产企业的利润空间。因此，单纯的生产成本加成定价模式对政府的规制能力要求很高。

（2）采购成本加成定价：是政府进行药品价格规制的另外一种模式，不同于生产成本加成定价，该模式事先不计算并确定具体的药品零售价格，仅规定医疗机构药品零售价格的确定方法，即零售价格=医疗机构采购价格×（1+规定加成率），实际零售价随医疗机构的采购价格的变动而动态变化。该模式的规制目标是控制医疗机构通过药品销售获利的空间，通过捆绑医疗机构实际采购价格作为零售价定价的加成基数，实现药品零售价格与医疗机构采购价格的同步浮动，从而将医疗机构采购成本降低的成果部分转移给广大患者；同时通过市场竞争力求发现药品的真实价格信息，并基于市场价格确定零售价格。但是，常规情况下，作为理性人的医疗机构更倾向于采购和使用成本更高的药品，因为在既定的加成率下，成本高的药品可以获取更高的利润。因此，采购成本相对较低的药品显然处于劣势，即使生产企业愿意生产和提供低价药品，也将因医疗机构的实际用量过少而无法真正实现。只有与政府主导的统一采购相结合才有可能实现第一步。通常根据加成率的不同规定方法，采购成本加成定价可以进一步分成差别差率定价、顺加定价和零差率定价。

1）差别差率定价：该模式主要有两方面的价值取向：首先是通过捆绑医疗机构实际采购价格作为零售价定价加成基数，实现药品零售价格与医疗机构采购价格的同步浮动，从而将医疗机构采购成本降低的成果部分转移给广大患者；其次是通过高价低差率、低价高差率在一定程度上拉近高价药与低价药对医疗机构的"利润贡献"，避免造成医疗机构为追求"利润最大化"而刻意采购使用高价药。结果虽然在一定程度上遏制了对高价药的过度使用和采购，但差别差率定价并没有从本质上改变医疗机构的净收益与采购成本正相关的状况，即采购价格越高收益越多，采购价格越低收益越少。在没有其他外部约束条件下，基层医疗机构将缺乏参与各种集中采购等机制降低采购成本的积极性。因此，差别差率定价法对高价药的使用倾向也只能相对平衡和抑制。

2）顺加定价：是医疗机构以药品采购价格为基础，所有品种在此基础上加成某一固定比例后作为实际零售价的定价方法。因此，药品的零售价格随采购价格的变动而变动，理论上能在确保医疗机构必要药品收益补偿的基础上，将医疗机构通过药品销售的获利限制在固定水平，并将药品价格竞争的降价获利反馈给患者。顺加定价原本与药品集中采购相联系，价值取向是在通过集中采购降低医疗机构采购成本的基础上，通过控制药品的加成比例，在更大程度上减少医疗机构通过药品进销差价的获利，而将降价获利更大程度地让利于患者。随着国家降低药品虚高定价力度的加大及发改委对药品价格规制力度的加强，从2006年起，除了少数地区，全国各地医疗机构陆续将药品顺加定价的加成率降低到15%。在现行医疗机构补偿模式下，按照理性人假设，由于销售加成率的统一大幅降低，与以前相同采购价格的药品获利明显下降，医疗机构将极大地丧失努力降低其采购成本和选择合格低价药物的主动性和积极性。但是由于药品市场的价格竞争并不充分，价格下降效果并不显著。医生可以通过选择高价位的药品获利来抵消由于药品加成率的限定造成的损失，而对于患者而言，不合理用药的现象将更加明显。

3）零差率定价：从严格意义上讲，零差率或零加成并不能算是一种药品定价方式。它更接近一种非获利性的销售政策和模式。从本质上看，零差率定价模式是一种获利或补偿机制的转嫁，药品购销和服务本身是有成本的，零差率销售后，药品经营活动不仅不能为基层医疗服务提供额外的成本补偿，甚至连自身的运营成本都无法回收。此时，药品购销和服务就必须像以前的医疗服务一样，或者通过提高其他收费和获利水平来弥补，或者通过政府增加财政补贴来支撑。在这种模式下，基层医疗机构作为整体不再有通过药品经营逐利的激励，从理论上还应该有压缩甚至取消药品购销和服务的反向激励。基层医疗机构长期保持药品零差率供应模式只有两种可能：一是政府规定作为公益性医疗机构必须提供的基本医疗服务予以维持；二是医疗机构将其作为类似市场营销的策略吸引更多患者前来就诊，从而提高其市场竞争力和整体获利，利用其他医疗服务收入的获利对药品服务的经济损失进行交叉补贴。其中，前者必须以政府财政补贴到位为前提；而后者需要以提高其他诊疗收费水平或按服务量支付费用等为前提。

（3）集团支付议价：该模式是以政府或保险机构等第三方支付机构作为采购主体，直接通过与药品生产企业进行一定规模的市场化的购销谈判，确定药品的支付价格（相当于零售价格）。理论上说，通过供需之间动态博弈的价格，应该是符合市场规律的价格，有利于资源的优化配置。但现实操作中必须看到，支付方虽然可以代表患者与供应商实现博弈定价，但支付方并不直接向供应商购买药品，而是通过医疗机构等终端机构间接实现药品的购买和支付。如果支付方仅仅约定支付价格，而实际的药品采购供应和终端使用仍然由医疗机构独立自主完成，则如生产成本加成定价模式一样，由于医疗机构的药品流通领域的强势地位，支付方与供应商的价格协议很可能由于供方的利益驱动不足而流于形式，如果政府不强制医疗机构采购此类药品，很可能出现"有价无市"的情况。因此，该模式适用于支付方能有效控制医疗机构实际采购行为的情况。

从各种药品价格规制的方法来看，规制的内容主要包括对药品成本（生产成本或采购成本）和加成率的规制（集团支付方议价可以视为规制成本基础上的一定加成价格）。就成本规制而言，无论是药品生产成本还是采购成本，可以利用上文药品采购规制中竞争性招标方式获得真实的药品成本信息；对于加成率规制，我们发现只要药品定价机制中存在加成率，即医疗机构的净收益与药品成本正相关，对于医疗机构都具有正向激励，最终导致高价药品充斥市场，低价药品供应不足甚至退出市场，即出现"劣币驱逐良币"的现象。因此，在独家或少数几家企业提供药品生产的前提下，为了保证患者可负担的药品零售价，政府必须要求基层医疗机构履行招标药品"量价挂钩"的承诺或配备一定比例的低价药品；对于医疗机构的经济激励，需要从药品加成收入转移到政府财政补贴或者提高医疗服务价格水平进行交叉补贴（表 3-2）。

表 3-2　不同药品定价方式的价格信息甄别机制

药品定价规制	规制方式	价格信息获取能力	实施困难
生产成本加成定价	规定药品零售价格上限	较强	规制药品供应短缺
差别差率作价	高价药品低差率、低价药品高差率	中	医疗机构缺乏降低药品采购成本的积极性
顺加作价	药品采购价格的基础上加成固定比例	弱	医疗机构药品采购成本上涨
零差率作价	以采购价格出售药品	很强	医疗机构配合度、政府财政补贴
集团支付方议价	政府或第三方通过谈判确定支付价格	强	强制医疗机构使用规定药品

（四）医生处方行为规制实践

1. 医生处方行为规制的主要方式

药品临床使用是具有专业知识和技能的临床医生，作为患者代理人为患者选择使用安全有效治疗药品的过程，具体表现为医生的处方行为。这一过程既是满足患者疾病诊疗需求的过程，也是药品使用环节经济利益确认实现的过程。由于该过程兼有社会公益性和经济性的双重特征，同时医生的处方行为实际上是其医技知识和临床经验的信息表达过程，与患者之间存在信息不对称，医生可以通过开具更多、更贵的药品进行寻租，自然成为社会规制和经济规制的双重作用对象。但是由于病患表现的多样化、不确定性和个体差异等原因，到目前为止,临床用药和处方行为缺乏统一可控且具有说明力的客观标准,仍然主要依赖于临床医生的个体经验决策,这也为医生利用信息创租形成了有利的条件。根据我国卫生行政部门及各地对临床用药行为或处方行为的规制措施,可主要分为以下几种(表3-3):

(1)处方规范与指南:采用国际国内具有代表性的临床诊断治疗中药品使用的专业参考标准及行为规范,以此作为基层医疗机构临床医生处方行为的参照、约束和指导。不符合处方规范的临床诊疗行为和处方行为,除非具有特殊情况下的合理说明,都被认为是不合理的临床用药和处方行为。处方规范在不同国家约束能力不尽相同,有的以法律法规形式发布,有的以行业部门的规章制度的形式出现。通过要求临床医生执行统一、明确、清晰、可追溯的处方行为,使医生服务处于相对公开透明和外部可控的状态,进而降低医患之间的信息不对称程度,有效约束和规范医生作为患者代理人维护委托人利益的行为,提高其追求与委托人利益不一致的个人利益的风险和成本。一旦违规将付出承担法律责任的高额代价。其中,使用药品通用名开具处方的规定与规制医生的逐利行为有关。我国2007年卫生部颁布《处方管理办法》,2009年开始实施医药卫生体制改革后,又对基层医疗机构的医务人员进行了《国家基本药物临床应用指南(基层部分)》和《国家基本药物处方集(基层部分)》的培训,各地医疗机构普遍按照办法要求管理和规范临床医生的一般处方行为。但作为具体疾病治疗所需药品的种类、用量、用法的选择等用药合理性控制内容,虽有各类学术性指南作为药品使用参考,但尚无理想标准和手段作为上述行为的统一参照和检查考核依据。客观上使医生处方行为选择仍然具有较大弹性。

(2)处方结构控制:处方结构控制可以通过选择具有代表性的药品使用结构作为临床用药控制节点,以规范和约束重点药品类别的合理使用,从而确保多数处方内容的合理性。比较简单易行的合理用药规制方法是对单张处方的平均品种数、基本药物使用比例、抗生素使用比例、注射剂使用比例、激素使用比例等处方结构进行规范和约束。如设定相关结构比例上限或下限,凡超出限度者给予经济上的处罚或资质上的限制等。例如,WHO推荐在发展中国家每处方西药品种数为1.6~2.8;我国卫生部门规定每处方药品总数(包括西药和中成药)不得超过6种。

(3)处方费用控制:是较多医疗机构或医疗保险管理部门采用的临床用药控制手段,即通过规定处方的费用总额或费用结构来约束和规范临床医生的药品种类和用量选择。如通过设定患者就诊均次药品费用、单张处方平均费用额度上限、医疗机构药品收入占医疗总收入比重等(简称药占比)等处方费用指标等规制医生的处方行为。相比处方结构控制,这类控制方式的主要目的在于减少大处方,降低患者费用负担。部分地区还采用了高、中、低价药品使用比例等考核控制标准,以调节临床用药的费用结构水平。

表 3-3 医生处方行为规制措施的比较

临床用药规制/项目	处方规范	处方结构控制	处方费用控制
依据标准	国际国内通用权威标准	个性化的数量或费用额度	个性化的费用结构比例
影响路径	直接	间接	多重间接
作用对象	临床医生	临床医生	各级管理者及临床医生
检查控制环节	处方内容	处方品种类别构成比例	处方费用或总体药费比重等
规制实施难度	较高	较低	低

2. 医生处方行为规制的机制分析

（1）处方规范与指南的机制分析：由于具体疾病症候的个体差异及不可完全认知性，任何诊疗、处方规范都只能作为常规临床与用药的指导和参考"指南"，而不可能作为统一标准强制推行，与其不一致的诊疗和处方行为也不能简单判定为不合理用药行为。处方规范的核心价值在于有效降低医患之间的信息不对称，除了为临床医生提供可直接应用的专业信号外，更重要的是为原本处于严重信息劣势的患者提供明确的市场信号，使患者能够以很低的搜索成本获得相对真实的药品的成本和质量信息。虽然医生可以提供与市场信号不一致的服务供给，但常规市场信号的存在，使提供超常规服务的医生必须为其行为给出合理解释，即提供新的可接受的市场信号，从而提高了医方过度追求自身利益的或有成本和风险，抑制其不合理诊疗和处方行为，以专业引导约束和市场成本机制相结合保障药物的合理使用。

（2）处方结构控制的机制分析：处方结构控制，在机制上是以具有统计学意义上的整体信号代替个体信号对整体行为进行规制，从而间接规制个体行为。处方结构规制除了能够降低费用的不合理消耗外，更主要的意义在于减少因滥用激素、抗生素，注射剂过多使用等可能造成的耐药性、药源性疾病等不良后果，预防和减少负外部效应发生。违反规定造成的药品不良反应等负外部效应，就内化为制度对违规者的经济性和声誉惩罚等成本。从作用目的来看，处方结构控制类同于处方规范的规制方法，都是相当于提高了不合理用药的机会成本，从而压缩医生通过处方行为获取寻租空间。处方结构规制是通过明确的每处方药品使用比例的方法约束医生的不合理用药行为，这与特定病例的具体临床用药需求的多样化和个性化可能会存在冲突和矛盾，进而影响医生常规合理的用药行为习惯，导致以影响患者实际需求为代价的药品寻租空间限制，但同时过度的对处方结构限制，又可能造成患者需求不足的不合理用药行为。

（3）处方费用控制的机制分析：处方费用控制的作用机制相当于借助外部规制削弱医生在医患购销之间近似垄断的市场地位，直接通过规定药品费用的绝对额或增长率，实则是限定了医生可以获得最大寻租空间，以降低患者经济负担。与经济性垄断类似，医生的强势代理地位在没有规制情况下可能导致其以较少的服务，提供均次费用较高的药品，而在简单限制价格（处方均次费用可理解为一次服务的价格）等规制手段下，或者造成医生分解服务次数增加服务数量或者诊断升级的方式加以规避，或者可能导致相关服务和药品提供的进一步减少。因此，有的地区在相关制度实施中采用了激励性规制手段，通过考核奖励的方法，从新的经济激励角度引导医生主动控制处方费用。

三、基层医疗机构合理用药信息寻租规制的实证研究

2009 年始，我国正式开始实施新一轮的医药卫生体制改革。当年 8 月，国家发改委、卫生部等 9 部委发布《关于建立国家基本药物制度的实施意见》，指出在政府办社区卫生服务机构和乡镇卫生院实施基本药物制度和药品零差率政策。结合我国 2009 年发布的《关于进一步规范医疗机构药品集中采购工作的意见》及我国制定的《国家基本药物临床应用指南》和《国家基本药物处方集》，我国在基层和社区开始实施基层医疗机构综合改革，在促

进和规范基层医生合理用药方面的措施包括：在基层医疗机构建立国家基本药物制度，基本药物公开集中招标采购、统一配送和全部配备使用基本药物；基层医疗机构药品定价方面，取消药品加成，采取零差率价格规制，同时对基层医生的处方行为进行规范。这些措施的目的不仅在于取消基层医疗机构药品批零差价，降低药价，让利于民，更重要的作用在于取消药品加成收入对于基层医生的负向经济激励，最大程度地抑制医生诱导患者药品需求的动机，从而促进基层医疗机构的合理用药行为。本节通过收集专题调查中 5 省 15 个区县的基本药物中标药品品种和中标价格资料，分析基本药物集中招标采购中使用特许投标竞价对于规制卫生服务供方信息寻租的作用；通过收集我国 83 个样本地区基层医疗机构的 2007 年度和 2010 年度的门诊处方资料，综合分析药品零差率政策和医生处方规范措施对于规制服务供方信息寻租行为、促进合理用药结果的影响。

（一）基层医疗机构药品招标规制的实证分析

通过上文理论部分对我国基层医疗机构药品招标采购的介绍，可知目前基层医疗机构通过特许投标竞争法的方式对药品进行招标。由于现实的医疗服务市场竞争往往是不充分的，很难通过市场价格竞争的方式对药品真实成本进行信息甄别。因此，药品招标方（拍卖方）利用特许投标竞争法在其可以控制的招标环节引入竞争机制，以一个行政地区（如整个省或以省为单位按区域划分）内某一品规的垄断供应权作为"标的"进行"拍卖"，药品生产企业为了获得大批量生产的许可，愿意以"价格换市场"的方式，降低药品竞标价格增加中标概率，在招标过程中不断的逼近药品真实成本，从本质上看，这实际上是一种"信息租金换市场"的方式。特许投标竞争法对我国基层医疗机构的药品招标价格的实证规制效果分析如下：

1. 比较对象

通过汇总 5 省（直辖市）基层医疗机构的中标药品，以治疗高血压、糖尿病两类常见慢性病用药为代表，收集该类药品在各省的中标品规、中标价格和中标企业相关信息，分析不同省（直辖市）招标政策施行后的实证效果。

具体分析中，选择国家基本药物目录中 9 种抗高血压药物，即卡托普利、依那普利、硝普钠、硫酸镁、尼群地平、吲达帕胺、酚妥拉明、复方利血平和复方利血平氨苯蝶啶；4 种糖尿病治疗药物，即胰岛素、二甲双胍、格列本脲和格列吡嗪。

根据 5 省（直辖市）提供的药物中标结果情况，录入各种药品的中标剂型、品规、价格、中标企业数和本土企业数。其中，录入的药品中标价格是以某品规药品中标原始价格除以其包装转换比获得的单位平均中标价，如单位片剂价格、单位针剂价格。若同种药物同种品规有多个不同的原始中标价格，则分别计算其单位平均中标价，取其平均值录入数据库。同时，分析不同省（直辖市）中标药品品规分布情况、中标企业数，计算各种药物不同品规在不同省（直辖市）的中标价极值、中标价格极差、平均中标价等指标。

2. 国家基本药物中标品种基本情况

国家基本药物目录收录抗高血压药物 9 种，糖尿病药物 4 种。根据 5 省（直辖市）中标结果（表3-4），陕西、吉林和浙江省中标品种涵盖了全部上述13个药品。复方利血平不在安徽省中标目录中，卡托普利、硝普钠、吲达帕胺和二甲双胍不在重庆市本轮中标药品目录内。

表3-4　5省（直辖市）国家基本药物中标结果

	省/市	品种数（个）	百分比（%）	品规数（个）	百分比（%）	平均中标企业（个）	省内中标企业提供的品规数（个）	占比（%）
抗高血压药物	安徽	8	88.89	18	64.29	1.00	1	5.56
	陕西	9	100.00	13	46.43	1.94	1	7.69
	吉林	9	100.00	26	92.86	3.63	0	0.00
	浙江	9	100.00	24	85.71	5.53	10	41.67
	重庆	6	66.67	7	25.00	1.33	0	0.00
糖尿病药物	安徽	4	100.00	11	47.83	1.00	1	9.09
	陕西	4	100.00	11	47.83	3.17	2	18.18
	吉林	4	100.00	14	60.87	4.22	0	0.00
	浙江	4	100.00	20	86.96	5.43	4	20.00
	重庆	3	75.00	6	26.09	2.00	2	33.33

抗高血压药物方面，5省（直辖市）市共有中标抗高血压药物28个品规，其中吉林省品规数最多，占总数的92.86%；浙江省其次，占85.71%；重庆中标的品规数最少（仅占25%）。安徽省规定每个药品品规只有一个中标企业，其他省/市平均每个药品品规都有多个企业中标。浙江省平均每种品规有5.53家中标企业，吉林省为3.63家。在浙江，41.67%的高血压药物品规由浙江省省内企业参与供应，而吉林和重庆没有省内企业中标。

糖尿病药物方面，5省（直辖市）共有23个品规中标。其中，浙江省中标品种最多，占86.96%；重庆市最少，占26.09%。浙江省每种品规中标企业数最多，吉林、陕西和重庆的平均中标企业数高于抗高血压药物。除吉林省以外，其他省（直辖市）都有省内企业中标，其中浙江省最多，重庆市占比最高。

3. 中标价格比较

选择各省（直辖市）普遍中标的抗高血压和糖尿病国家基本药物剂型规格进行比较，考察各省市中标价格差异（表3-5）。在普遍中标的药品品规中，安徽省单位平均中标价格全部低于其他省市，平均价格为5省（直辖市）均价的65%，个别品规如尼群地平素片10mg等远低于5省（直辖市）均价，仅为均价的10%。在普遍中标的12个高血压药物品规和6个糖尿病药物品规中，吉林省有75%高血压品规（9种）和83.3%糖尿病品规（5种）的单位中标均价是5省（直辖市）中最高的。重庆市中标的药品品规数较少，依那普利素片10mg的中标价格明显高于平均值。陕西、浙江和重庆的药品品规价格则在平均值上下浮动。

进一步考察同一药品品规不同省（直辖市）中标价格存在明显差异的情况，比较每种药品品规的中标价格极差，即最高中标价与最低中标价的差值（表3-6）。其中，卡托普利糖衣片25mg、尼群地平素片10mg和二甲双胍素片0.25g的中标价格在不同省市的差异较大，最高价约是最低价的10倍以上。尼群地平的价格差异明显，最高价比最低价高17倍以上。最高中标价多出现于吉林省，最低中标价多见于安徽省中标目录。

4. 结果比较

（1）预期性结果说明：根据对5省（直辖市）基本药物中标情况调研结果（见表3-4）发现，从中标企业数目上看，由于安徽省规定一个药品规只有一个中标企业，因此中标企业个数最少，浙江和吉林的每品规中标企业较多；相应地，从药品品标的平均中标价格（见表3-5）和同一品规在不同地区的中标价差结果（见表3-6）来看，安徽省的单位平均中标价格最低，而在该指标上吉林省大部分中标药品价格最高；而从中标价差上亦显示吉林省居于被调查省市中最高者。从这一点上，由于安徽省在中标企业数目上的严格限定，导致药品招标的激烈竞争，药品招标价格下降效果明确，而吉林省对中标企业数目限定相对宽松，导致招标过程竞争不充分，未能明显地降低中标价格。基于安徽省与吉林省在中标企业和中标价格的对比，说明利用特许投标竞标法能够在药品成本信息甄别能力和降低药品招标价格方面发挥作用。但是需要补充说明的是：在我国基层医疗机构药品集中招标采购应用特许投标竞争法实践过程中，并没有完全做到中标药品质量和价格的平衡，更多的是侧重于价格下调规制。例如，从结果上看，安徽在药品价格信息甄别机制中发挥了作用，并且在招标过程中借鉴印度基本药物招标的"双信封"方法，同时采取"商务标"和"技术标"进行竞标药品遴选，但是实际上更多的是侧重于"商务标"，即药品的竞标价格，这也导致对中标药品的质量优劣存在疑惑；另外，由于实行"一个品规一个中标企业"的招标方式，在我们的现场访谈中基层医疗机构表达了用药选择单一，不能满足基层社区基本医疗服务需求的困惑。

表3-5　药物部分品规单位平均中标价格

药品名称	剂型规格	安徽（元）	陕西（元）	吉林（元）	浙江（元）	重庆（元）	平均值（元）
抗高血压药物							
卡托普利	素片25mg	0.017	0.019	0.030	0.030	—	0.024
依那普利	素片10mg	0.453	0.800	0.870	0.760	1.268	0.830
硝普钠	冻干粉针剂50mg	9.350	9.380	13.700	11.425	—	10.964
硫酸镁	注射液10ml：2.5g	0.320	0.440	0.450	0.463	0.397	0.414
尼群地平	素片10mg	0.008	0.031	0.151	0.14	—	0.082
	软胶囊10mg	1.083		1.320	1.169	1.117	1.172
吲达帕胺	缓释片1.5mg	0.920	1.100	1.150	1.000	—	1.043
	糖衣片2.5mg	0.098	0.133	0.239	0.193	—	0.166
酚妥拉明	注射液1ml：10mg	1.180	1.680	1.738	1.725	1.480	1.561

续表

药品名称	剂型规格	安徽（元）	陕西（元）	吉林（元）	浙江（元）	重庆（元）	平均值（元）
抗高血压药物							
复方利血平	薄膜衣片	0.015		0.036	0.027	—	0.026
	素片		0.017		0.029	0.026	0.024
氨苯蝶啶	片剂		0.786	0.834	0.865	0.833	0.830
糖尿病药物							
胰岛素	注射液（普通）10ml：400U	8.000	10.900	12.030	10.390	—	10.330
二甲双胍	肠溶片 0.25g	0.108	0.138	0.171	0.173	—	0.148
	胶囊剂 0.25g	0.119	0.363	0.163	0.163	—	0.202
格列本脲	素片 2.5mg	0.011	0.014	0.185	0.016	0.021	0.016
格列吡嗪	素片 2.5mg	0.183	0.217	0.234		0.195	0.207
	素片 5mg	0.094	0.147	0.266	0.181		0.172

表 3-6　部分药品品规单位中标价差异

	药品名称	品规	最高中标价（元）	省（市）	最低中标价（元）	省（市）	平均中标价（元）	差价倍数*
高血压药物	卡托普利	糖衣片 25mg	0.310	吉林	0.028	浙江	0.169	10.00
		糖衣片 12.5mg	0.036	吉林	0.017	安徽	0.024	1.09
	依那普利	素片 10mg	1.268	重庆	0.453	安徽	0.830	1.80
	尼群地平	素片 10mg	0.151	吉林	0.008	安徽	0.397	17.59
	吲达帕胺	糖衣片 2.5mg	0.239	吉林	0.098	安徽	0.166	1.43
	酚妥拉明	粉针剂 10mg	3.305	吉林	1.600	安徽	2.668	1.07
	复方利血平	薄膜衣复方	0.036	吉林	0.015	安徽	0.026	1.46
糖尿病药物	二甲双胍	胶囊剂 0.25g	0.363	陕西	0.119	安徽	0.202	2.05
		素片 0.25g	0.336	吉林	0.032	陕西	0.153	9.66
		糖衣片 0.25g	0.112	吉林	0.030	安徽	0.066	2.72
	格列吡嗪	素片 5mg	0.266	吉林	0.094	安徽	0.172	1.84

*差价倍数=（最高中标价-最低中标价）/最低中标价

（2）非预期性结果解释：浙江省在中标企业数上是最多的，甚至超过了吉林省，但其药品品标中标价格略等于五省平均中标价格（见表 3-5），显示了与竞争招标降价方法不一致的地方。对浙江省招标方案和实际操作过程进行分析发现，浙江省药品招标通过网上招标采购，招标采购价格由省药招标中心招标决定。进一步对比浙江与吉林两省的中标企业性质发现，浙江省中标企业多为省内企业，而吉林省则无省内企业参与供应此两类药品。由此对招标价格产生的影响表现在两个方面：①2010 年浙江省名义上是药品集中招标决定价格，但由于为省内企业，因此招标价格的决定，实际上是由省药招标中心和药品生产企业协商制订，药招中心协议保证了药品是带量采购的，即"量价挂钩"，在保证采购量的基础上，药品招标价格并没有显示虚高的成分。②实行药品零差率后，药品零售价格等于招标采购价格，因此现在药品的配送成本直接包含在招标价格内，鉴于浙江中标企业多为本地企业，药品配送成本较低，这也有助于降低药品招标价格。

因此，浙江省招标价格非预期性结果是由于其本身特性造成的，在药品招标过程中，并没有采取实际意义上的竞争招标的方法形成价格，而是通过协商定价的方法制订药价。至于是特许投标竞争还是协商定价的效果比较，从中标价格对比进行初步分析，特许投标竞争法在价格规制效果仍然是具有明显优势的，但是浙江省在招标企业选择方面，注重依靠本土企业，就在药品质量监管方面具有优势，能够保证药品企业资质、药品质量、价格、信誉度，同时药品配送成本也较低，这一点是基层医疗机构在药品招标中值得借鉴的。

（二）基层医疗机构药品零差率政策与医生处方行为规制的效果分析

基层医疗机构实行药品零差率和处方行为规制，从近期的政策目标来看，主要是通过取消药品加成收入和降低药品零售价格，增加药品的可及性，减轻基层医疗机构对药品收入的过度依赖和基层患者的医药费用负担；从中远期的效果分析，零差率的政策目标在于改革基层医疗机构的用药模式，通过取消药品加成收入对医生的反向激励，将以利润为价值导向的医生处方行为转变为基于患者临床指征的合理用药模式。

对于基层医疗机构零差率政策和处方行为规制效果的评价，主要通过比较政策实施前后社区卫生服务中心和乡镇卫生院的门诊处方总体使用情况和处方结构进行分析。基层医疗机构的处方总体使用情况主要包括年门诊处方数、中成药平种数、中成药使用率、西药使用情况和平均处方金额。

1. 实施零差率价格规制的根源分析

基于特许投标竞争的方式，可以通过对药品成本进行信息甄别。因此，对于合理用药的规制策略，则转换为药品加成率规制的问题。在当前我国基层医疗机构药品定价规制策略中，采取了药品零差率政策，即药品零售价以采购成本出售，取消基层医疗机构加成收入。基层医疗机构采取零差率的依据在于：即使基层医疗机构只允许配备价格低廉的基本药物，只要存在药品加成，即医生的经济激励并非消除，医疗机构则可以通过处方价格相对更高的药品，诱导患者使用更多的药品来获得收益，尤其从基层医疗机构药品配备和基本药物的价格水平来看，为了达到医生逐利的目的，则需要诱导更多的药品，甚至是与患者指征并不匹配的药品，如抗菌药物的滥用。从系统的角度看，一旦医疗机构具备了药品趋利的动机和现实基础，上游的药品生产企业则产生了生产和提供高价药的经济激励，可以通过较低中标价进入市场，最终通过药品加成收入获得经济补偿，所有的经济损失最后都转移给患者。因此，通过实施零差率政策，从源头上切断了基层医疗机构与药品收益之间的经济利益链条，药品不再是医院创收的来源，存在多年的"以药补医"恶性利益机制被彻底改变，基层医疗机构逐步回归卫生服务的主要功能，医务人员将工作重心由药品转移到发展医疗业务能力上，这对于基层医疗机构的可持续发展大有裨益。

2. 我国基层医疗机构药品零差率实施现况

通过对全国 5 省（直辖市）15 个区县的样本基层医疗机构进行焦点组访谈和知情人访谈，了解零差率政策实行后对基层医疗机构运行机制、基层医生诊疗行为和用药习惯的影响，通过面上数据的调查，分析零差率实施后基层医生的寻租行为和合理用药的效果变化情况。

根据卫生部和各省市出台的药品零差率实施方案，5 个典型省（直辖市）在实施基本药物制度的基层医疗机构中均实现了零差率销售，仅有部分省市基本药物中的中药饮片暂未实行零差率（表 3-7）。在基层医疗机构中，实施基本药物制度之前的库存药品均按照进价零差率销售，少量特批或允许使用的非基本药物也实行零差率。可见，基本药物零差率在实施基本药物制度的基层医疗机构落实较好。

表 3-7　5 省（直辖市）实施零差率现况

	实行零差率的范围	非零差率范围	实施基本药物制度的机构范围
浙江	（1）国家基本药物、省基本药物和以县（市、区）为单位确定的 50 种过渡期药品均实行零差率； （2）特殊情况准许使用的非基本药物按零差率销售	中药饮片	社区卫生服务机构、乡镇卫生院、一体化的村卫生室
安徽	基本药物均实行零差率	无	社区卫生服务机构、乡镇卫生院、一体化的村卫生室
吉林	（1）基本药物均实行零差率； （2）库存药品按进价零差率销售，且不得高于 2010 年全省药品统一招标价格； （3）允许配备的非基本药物实施零差率	中药饮片	社区卫生服务机构、乡镇卫生院
陕西	（1）基本药物均实行零差率； （2）库存的非基本药品实施零差率	中药饮片	社区卫生服务机构、乡镇卫生院、一体化的村卫生室
重庆	（1）基本药物均实行零差率； （2）库存和允许配备的非基本药物实施零差率	中药饮片	社区卫生服务机构、乡镇卫生院

3. 基层医疗机构的门诊处方总体使用情况分析

表 3-8 反映了 2007 年和 2010 年我国社区卫生服务中心和乡镇卫生院的门诊处方的总体使用情况。本书根据地域规模和经济发展水平将城市地区划分为大、中、小城市，农村地区划分为一、二、三、四类县。从总体趋势上看，无论在城市还是在农村，中成药的使用情况都呈现上升状态（城市：2007 年 34.4%，2010 年 39.9%；农村：2007 年 41.6%，2010 年 45.4%）；每门诊处方的西药品种数都呈现下降趋势（城市：2007 年 2.48，2010 年 2.00；农村：2007 年 3.36，2010 年 3.07），这已经符合了 WHO 建议发展中国家的门诊处方中的西药品种数范围 1.6～2.8。同时，在用药选择改变的情况下，每门诊处方金额也有所下降，降低了患者的用药经济负担（城市：2007 年 86.68 元，2010 年 61.72 元；农村：2007 年 33.38 元，2010 年 30.65 元）。中成药总体价格相对于西药价格较低，西药也是基层医生在诱导需

求药品需求时的主要对象。说明基层医生在处方行为规制的影响下，其用药行为已经有所改变，促进了合理用药。

表 3-8　我国社区卫生服务中心和乡镇卫生院的门诊处方情况

城乡类别	时间	中成药使用率（%）	中成药品种数	西药			平均处方金额*（元）
				品种总数	基本药物比例（%）	医保/农合目录药品比例（%）	
大城市	2007 年	28.9	0.40	2.00	72.4	73.4	118.37
	2010 年	35.5	0.50	1.74	89.1	84.4	77.45
中城市	2007 年	38.3	0.52	2.19	96.0	92.6	95.26
	2010 年	44.6	0.58	1.94	79.9	73.1	67.34
小城市	2007 年	37.5	0.49	3.38	78.8	69.0	37.36
	2010 年	39.7	0.56	2.40	72.3	86.6	37.33
城市合计	2007 年	34.4	0.47	2.48	81.5	78.8	86.68
	2010 年	39.9	0.55	2.00	80.4	81.1	61.72
一类县	2007 年	42.1	0.60	2.83	97.6	97.1	41.85
	2010 年	45.7	0.61	2.76	97.7	98.4	35.06
二类县	2007 年	43.0	0.72	3.60	80.5	96.7	30.19
	2010 年	47.5	0.80	3.32	80.3	78.9	34.09
三类县	2007 年	50.6	1.13	3.66	86.0	96.8	25.42
	2010 年	46.4	0.89	3.37	87.7	96.7	29.28
四类县	2007 年	40.1	0.54	3.18	77.6	93.2	40.89
	2010 年	52.8	0.80	2.29	87.8	93.7	16.84
农村合计	2007 年	44.5	0.78	3.36	86.4	96.4	33.38
	2010 年	47.4	0.78	3.07	87.9	93.5	30.65
全国合计	2007 年	41.6	0.69	3.11	85.0	92.0	48.52
	2010 年	45.4	0.72	2.79	85.1	90.2	38.77

*平均处方金额经价格指数调整为 2007 年当年价格

4.基层医疗机构门诊处方结构

我国不合理用药的一个严重问题是抗生素类药物的滥用情况。本研究通过基层医疗机构的常用门诊处方中抗菌药物、针剂、输液、激素的使用比例等指标来反映合理用药情况。

研究发现（表 3-9），2010 年在城市地区，社区卫生服务中心使用抗菌药物的处方比例为 40.2%（低于中等收入国家 43.3% 水平），相对于 2007 年的处方抗菌药物比例有所下降

（43.0%）；平均每张门诊处方使用抗菌药数为 0.51，相对于 2007 年对应指标亦有所下降；2010 年使用输液的门诊处方比例为 28.7%（高于低收入国家 23.1%）；使用激素的处方比例为 6.3%，而在 2007 年，这两个指标分别为 31.0% 和 8.5%，即输液和激素使用情况有所下降；表明城市地区，尤其是社区卫生服务中心，抗菌药物使用的控制情况相对较好。除小城市外的社区卫生服务中心，抗菌药物的使用比例都低于中等收入国家水平，同时相对于 2007 年抗菌药物的使用情况有所改善。

表 3-9 我国社区卫生服务中心和乡镇卫生院的门诊处方结构

城乡类别	时间	抗菌药使用比例（%）	平均抗菌药物数	联用抗菌药物比例（%）	针剂使用比例（%）	平均针剂数	输液比例（%）	激素使用比例（%）
大城市	2007 年	38.3	0.53	13.8	39.9	0.89	32.3	4.1
	2010 年	31.0	0.35	4.1	27.6	0.57	21.9	6.8
中城市	2007 年	38.1	0.47	7.7	24.7	0.52	16.6	5.6
	2010 年	36.6	0.46	8.8	29.5	0.58	23.4	5.9
小城市	2007 年	53.8	0.73	17.2	58.3	1.34	43.7	17.2
	2010 年	54.7	0.76	17.0	51.7	1.18	42.6	6.4
城市小计	2007 年	43.0	0.57	13.0	40.9	0.91	31.0	8.5
	2010 年	40.2	0.51	9.6	35.6	0.76	28.7	6.3
一类县	2007 年	55.9	0.76	16.4	35.3	0.88	27.1	13.9
	2010 年	58.2	0.79	18.3	42.1	1.25	36.0	13.1
二类县	2007 年	60.2	0.84	19.8	50.7	1.29	33.6	24.8
	2010 年	57.4	0.74	15.3	48.7	1.67	33.9	16.3
三类县	2007 年	61.7	0.76	12.4	39.0	0.93	23.4	20.0
	2010 年	59.0	0.81	18.4	40.1	1.35	27.9	15.3
四类县	2007 年	57.9	0.73	13.0	36.6	0.98	24.9	5.0
	2010 年	60.4	0.71	10.1	36.0	1.01	23.9	3.8
农村小计	2007 年	59.1	0.78	16.0	41.5	1.04	27.9	18.1
	2010 年	58.5	0.77	16.4	42.8	1.38	31.3	13.7
全国合计	2007 年	54.5	0.72	15.2	41.3	1.00	28.8	15.4
	2010 年	53.7	0.70	14.6	40.9	1.22	30.6	11.8

相对于城市，农村地区抗生素类药品使用情况则较为严重，与 2007 年相比，除抗菌药使用情况略有所下降外，使用针剂、输液和激素的处方比例均有所上升，说明政策干预效果并不理想，城市和农村抗生素类药品使用水平差异提示可能存在其他因素影响医生的处方行为。

5. 基层医疗机构合理用药净效应分析

为了进一步剖析基层医疗机构实施零差率政策和处方行为干预对合理用药的实际影响效果，即"净效应"，将主要研究对象社区卫生服务中心和乡镇卫生院按实施与否，分为实施和未实施零差率政策的基层医疗机构，分别对各自门诊处方的用药结构和费用等情况进行比较分析。同时，由于政策实施前后的效果可能包含其他混杂因素的影响，而政策干预组与对照组在政策实施前就存在差异，为排除上述两方面因素的影响，体现干预效果净效应，利用"倍差法"对门诊处方合理用药情况进行分析，其基本思路是计算干预实施前后的用药指标和门诊处方费用的变化量，同时计算对照组在干预前后相应指标的变化量（为保持可比性，将2007年基层医疗机构按2010年时是否实施了干预也相应分为两组），然后计算上述两个变化量的差值（即所谓的"倍差值"），用于反映干预的净效应，即其产生的实际效果。同时，为了消除不同地区经济水平和医疗机构规模等变量对当地用药水平产生的影响，将上述变量引入倍差法模型，作为控制变量消弭干预组和对照组不均衡因素可能对结果造成的影响。

（1）基层医疗机构的门诊处方总体使用效果的净效应：表3-10反映了实施零差率政策和处方干预后基层医疗机构门诊处方中药品使用情况。在处方用药品种数上，从2007年到2010年，城市的社区卫生服务中心和乡镇卫生院都呈现了增加中成药、减少西药提供的趋势。在社区卫生服务中心，实施干预的医疗机构中成药使用比例相对于未实施的机构，实际增加了13.36%；中成药品种数实际增加了0.22种；而在乡镇卫生院，实施干预的医疗机构的中成药使用比例实际增加了8.30%，中成药品种数实际增加了0.28种。

表 3-10　药品零差率政策对基层医疗机构门诊处方总体使用效果的影响

	城市			农村			全国		
	2007 年	2010 年	Δ（2010 年－2007 年）	2007 年	2010 年	Δ（2010 年－2007 年）	2007 年	2010 年	Δ（2010 年－2007 年）
中成药使用比例									
实施	32.08%	41.50%	9.42%	42.57%	49.31%	6.74%	39.42%	46.97%	7.54%
未实施	40.20%	36.26%	-3.94%	44.22%	42.66%	-1.56%	43.35%	41.27%	-2.08%
Δ（实施）-Δ（未实施）			13.36%			8.30%			9.62%
平均中成药品种									
实施	0.44	0.59	0.14	0.63	0.73	0.10	0.58	0.69	0.11
未实施	0.51	0.43	-0.07	1.05	0.87	-0.18	0.93	0.77	-0.16
Δ（实施）-Δ（未实施）			0.22			0.28			0.27
西药品种数									
实施	2.34	1.94	-0.40	3.18	2.81	-0.37	2.93	2.55	-0.38
未实施	2.43	2.19	-0.24	3.60	3.52	-0.08	3.35	3.23	-0.11
Δ（实施）-Δ（未实施）			-0.16			-0.29			-0.26

续表

	城市			农村			全国		
	2007年	2010年	Δ（2010年-2007年）	2007年	2010年	Δ（2010年-2007年）	2007年	2010年	Δ（2010年-2007年）
西药中基本药物比例									
实施	80.06%	75.56%	-4.50%	87.60%	90.78%	3.18%	85.34%	86.21%	0.87%
未实施	89.42%	84.47%	-4.95%	89.48%	81.49%	-7.98%	89.46%	82.14%	-7.32%
Δ（实施）-Δ（未实施）			0.45%			11.16%			8.20%
医保目录药品比例									
实施	69.80%	85.13%	15.33%	97.67%	94.42%	-3.25%	89.31%	91.54%	2.23%
未实施	67.48%	70.82%	3.34%	99.72%	87.50%	-12.22%	92.71%	83.87%	-8.84%
Δ（实施）-Δ（未实施）			11.99%			8.97%			11.07%
平均处方金额（元）									
实施	92.37	66.07	-26.30	33.72	31.53	-2.19	51.31	41.89	-9.42
未实施	69.36	58.22	-11.14	29.27	33.52	4.25	37.98	38.90	0.92
Δ（实施）-Δ（未实施）			-15.16			-6.45			-10.34

基层医疗机构处方中基本药物和报销药品使用情况。从门诊处方可报销的药品比例来看，从2007年到2010年，实施干预的社区卫生服务中心可报销药品比例相对于未实施地区增长了11.99%，乡镇卫生院增长了8.97%；从处方中基本药物覆盖的比例来看，虽然从2007年到2009年，基本药物目录版本进行了调整，基本药物目录内药品从过去的2000多种下降到现在的307种，但是倍差法结果显示，社区卫生服务中心和乡镇卫生院的基本药物处方比例都还是有所上升（城市：0.45%；农村：11.16%），这提示了我国基本医疗保险和基本药物制度对于基层医疗机构合理用药的推动作用。

门诊处方金额。倍差法结果显示，社区卫生服务中心和乡镇卫生院的单张门诊处方金额均下降（城市：-15.16元；农村：-6.45元）。处方费用水平下降主要是受两方面因素的影响：从直接的效果来看，主要是由于实行零差率导致患者的药品零售价格的降价；而从深层次的效果来看，是由于实行零差率和处方规制后剥弱了基层医生通过药品加成获得额外收入的负向激励，规范了不合理用药行为而体现在费下降上的直接反映。

（2）基层医疗机构门诊处方结构影响的净效应：进一步通过分析门诊处方结构中抗生素类药品的实行变化情况分析零差率政策和处方干预对基层医疗机构合理用药效果的实际影响（表3-11）：总体上看，抗生素类药品的不合理用药现象仍然不容乐观，尤其是在城市地区。从社区卫生服务中心相应药品的门诊处方分析结果看，抗菌药物的使用比例（11.70%）、单张处方抗菌药物品种数（0.18）、抗菌药的联用情况（4.56%）、单张处方的针剂数（0.05）在实施干预后相对于未实施干预地区仍然保持一定程度的增长，针剂使用比例（-9.21%）和输液比例有所下降（-7.57%），激素使用比例下降幅度并不明显（-1.56%）。

从乡镇卫生院的门诊处方中抗生素类药品使用情况看，主要体现在抗菌药物使用比例（11.19%）、单张处方抗菌药物（0.02）及激素使用比例（2.13%）在实施干预后依然保持一定程度的增长，其他类别的抗生素类药品使用水平略有下降。

以抗菌药为代表的抗生素滥用情况在我国十分严重。从研究分析结果上看，不同于一般性西药类药品受干预后有下降趋势，抗菌类药物仍然保持增长态势。从干预机制上分析，无论是抗菌药还是其他的西药，都是通过取消药品加成收入消弭经济激励对医生诱导需求的负向作用，但是这一机制在抗生素的使用上发挥效果并不佳。课题组在现场与基层医生访谈时发现，医务人员认为抗菌药等药品难以合理控制在于两个方面，一方面是多年在基层医疗机构形成的用药习惯难以改变，即使此类药物现在不能给医疗机构和医生带来利润，针对相同病患医生也采取相同的治疗措施和给药方案；另一方面是由于抗生素滥用导致患者的耐药性增强，有少部分医生认为当前规定基层医疗机构使用基本药物目录内药品没有治疗效果，因此，作为一种应对措施，医生只能通过提供更多的广谱抗菌药作为一种替代策略，但这种方法实际上也不能真正解决问题，并且在干预实施后又进一步地导致了基层不合理用药的情况。这提示我们对于控制我国不合理用药状态，仅通过取消药品加成并不足以控制医生的信息寻租空间，不仅需要从更高层面上通过基层医疗机构收支管理方式、医保支付方式等经济杠杆手段对医疗机构用药行为加以调整，而且在导致不合理用药的源头上，制定更加合理的基层医疗机构用药目录。其对加强包括供需双方在合理用药使用的培训和公众教育是极为重要的，这也与WHO推荐的合理用药核心干预措施中的"医生在岗继续教育"和"药品知识社区教育"是契合的。

表 3-11 药品零差率政策对基层医疗机构门诊处方用药结构的影响

	城市			农村			全国		
	2007 年	2010 年	Δ（2010 年 -2007 年）	2007 年	2010 年	Δ（2010 年 -2007 年）	2007 年	2010 年	Δ（2010 年 -2007 年）
抗菌药物使用比例									
实施	37.41%	37.00%	-0.41%	59.69%	59.71%	0.02%	53.01%	52.90%	-0.11%
未实施	58.60%	46.49%	-12.11%	65.00%	53.84%	-11.16%	63.61%	52.24%	-11.37%
Δ（实施）-Δ（未实施）			11.70%			11.19%			11.26%
平均抗菌药物数									
实施	0.51	0.49	-0.02	0.82	0.77	-0.06	0.73	0.68	-0.04
未实施	0.76	0.57	-0.20	0.81	0.73	-0.07	0.80	0.70	-0.10
Δ（实施）-Δ（未实施）			0.18			0.02			0.06
联用抗菌药物比例（%）									
实施	12.03%	10.00%	-2.03%	19.15%	15.55%	-3.61%	17.02%	13.88%	-3.14%
未实施	16.20%	9.61%	-6.59%	13.28%	16.27%	2.99%	13.91%	14.82%	0.91%
Δ（实施）-Δ（未实施）			4.56%			-6.60%			-4.04%

	城市			农村			全国		
	2007 年	2010 年	Δ（2010 年 -2007 年）	2007 年	2010 年	Δ（2010 年 -2007 年）	2007 年	2010 年	Δ（2010 年 -2007 年）
针剂使用比例（%）									
实施	40.43%	31.56%	-8.87%	40.29%	40.38%	0.09%	40.33%	37.73%	-2.60%
未实施	44.80%	45.14%	0.34%	44.67%	48.83%	4.17%	44.70%	48.03%	3.34%
Δ（实施）-Δ（未实施）			-9.21%			-4.08%			-5.93%
平均针剂数									
实施	0.83	0.66	-0.17	0.94	1.14	0.20	0.91	1.00	0.09
未实施	1.23	1.01	-0.22	1.20	1.82	0.62	1.21	1.65	0.44
Δ（实施）-Δ（未实施）			0.05			-0.43			-0.35
输液比例（%）									
实施	28.88%	23.83%	-5.04%	28.38%	29.19%	0.81%	28.53%	27.58%	-0.95%
未实施	38.40%	40.92%	2.52%	27.72%	34.42%	6.69%	30.04%	35.83%	5.79%
Δ（实施）-Δ（未实施）			-7.57%			-5.88%			-6.73%
激素使用比例（%）									
实施	6.82%	4.67%	-2.15%	15.97%	13.10%	-2.88%	13.23%	10.57%	-2.66%
未实施	10.60%	10.01%	-0.59%	20.39%	15.38%	-5.01%	18.26%	14.21%	-4.05%
Δ（实施）-Δ（未实施）			-1.56%			2.13%			1.39%

（3）不同疾病别的基层医疗机构门诊处方合理用药情况的净效应：由于不同类型疾病对于药品和抗生素的需求不同，采用门诊处方总体情况分析基层医疗机构用药行为可能并不精确。因此，本研究进一步对基层医疗机构的门诊处方按疾病类别进行划分，对社区常见的慢性病（高血压、糖尿病、冠心病）和急性病（支气管炎、上呼吸道感染、胃炎）进一步分类，分析实施药品零差率和处方规制干预后对于促进干预地区的合理用药的实际效果（表 3-12）。

首先，从单张处方费用情况进行分析。总体上，门诊处方的费用有所下降，表明零差率政策和处方规范行为对于控制药品费用显示出一定效果。但是，我们也发现，在一些地区治疗慢性病的处方，其处方金额保持了一定程度的增长。例如，城市地区治疗高血压和冠心病的处方，以及城市和农村地区的糖尿病处方，其费用在实施干预后有所增长，在药品零售价格下降的前提下，这种现象的原因可能是由于在基层医疗机构综合改革及因零差率实现的药品价格调整下，实现了"首诊下沉"的结果，导致社区患者主观上对于基层医疗机构用药需求增加，以及客观上药品购买力（因零差率政策）增强所致。但我们在现场访谈中也发现部分医疗机构由于现在配备的药品对于慢性病治疗效果不佳，增加了医生开药的随意性，企图以"数量弥补质量"的想法所致。

表 3-12 药品零差率政策对常见疾病门诊处方合理用药和处方费用的影响

		抗菌药物使用比例（%）			输液比例（%）			激素使用比例（%）			针剂使用比例（%）			处方费用（元）		
		2007年	2010年	Δ（2010年-2007年）	2007年	2010年	Δ（2010年-2007年）	2007年	2010年	Δ（2010年-2007年）	2007年	2010年	Δ（2010年-2007年）	2007年	2010年	Δ（2010年-2007年）
1. 高血压																
城市	实施	3.66	4.23	0.57	13.84	1.67	-12.17	b	/	/	16.66	3.61	-13.05	85.31	71.19	-14.12
	未实施	0.00	10.00	10.00	5.36	4.00	-1.36	/	/	/	7.14	4.00	-3.14	64.24	25.11	-39.13
	Δ（实施）-Δ（未实施）	-9.43 (9.17)ᵃ			-10.81 (13.39)			/	/		-9.90 (13.49)			25.01 (47.92)		
农村	实施	18.55	21.12	2.57	16.96	11.93	-5.04	0.00	2.08	2.08	17.45	10.72	-6.73	43.90	25.72	-18.18
	未实施	8.89	13.69	4.80	15.00	26.08	11.08	2.22	7.14	4.92	13.33	18.94	5.61	32.78	37.84	5.06
	Δ（实施）-Δ（未实施）	-2.23 (13.27)			-16.12 (13.16)			-2.84 (4.17)			-12.33 (12.36)			-23.24 (19.49)		
全国	实施	13.69	15.90	2.20	15.95	8.76	-7.19	0.00	1.44	1.44	17.19	8.52	-8.67	57.41	39.78	-17.63
	未实施	7.02	12.72	5.70	12.97	20.27	7.30	1.75	5.26	3.51	12.03	15.01	2.98	39.40	34.49	-4.91
	Δ（实施）-Δ（未实施）	-3.50 (10.13)			-14.49 (10.25)			-2.07 (3.03)			-11.65 (9.63)			-12.72 (20.33)		
2. 糖尿病																
城市	实施	0.00	3.30	3.30	2.47	1.74	-0.73	/	/	/	33.13	12.67	-20.45	168.47	132.10	-36.37
	未实施	16.67	0.00	-16.67	0.00	0.00	0.00	/	/	/	0.00	0.00	0.00	73.23	27.00	-46.23
	Δ（实施）-Δ（未实施）	19.97* (10.03)			-0.73 (4.54)			/	/		-20.45 (23.40)			9.86 (76.02)		

		抗菌药物使用比例（%）			输液比例（%）			激素使用比例（%）			针剂使用比例（%）			处方费用（元）		
		2007年	2010年	Δ（2010年-2007年）	2007年	2010年	Δ（2010年-2007年）	2007年	2010年	Δ（2010年-2007年）	2007年	2010年	Δ（2010年-2007年）	2007年	2010年	Δ（2010年-2007年）
2. 糖尿病																
农村	实施	17.59	1.41	-16.18	11.11	8.00	-3.11	3.70	2.17	-1.54	20.99	21.92	0.93	53.24	51.70	-1.54
	未实施	0.00	12.50	12.50	12.50	12.50	0.00	12.50	0.00	-12.50	0.00	41.07	41.07	58.13	48.74	-9.39
	Δ（实施）-Δ（未实施）			-28.68*（14.99）			-3.11（23.40）			10.96（8.93）			-40.14（29.93）			7.85（46.64）
全国	实施	8.80	2.12	-6.68	6.79	5.65	-1.14	1.85	1.35	-0.50	27.06	18.45	-8.61	110.86	81.85	-29.01
	未实施	7.14	7.14	0.00	7.14	7.14	0.00	7.14	0.00	-7.14	0.00	23.47	23.47	64.60	39.42	-25.18
	Δ（实施）-Δ（未实施）			-6.68（9.99）			-1.14（12.35）			6.65（5.19）			-32.08（79.86）			-3.84（49.93）
3. 冠心病																
城市	实施	0.00	8.33	8.33	46.62	19.04	-27.58	1.01	0.00	-1.01	47.63	17.93	-29.70	150.26	94.56	-55.70
	未实施	0.00	27.78	27.78	8.57	56.16	47.58	2.86	0.00	-2.86	8.57	53.38	44.81	163.91	84.14	-79.77
	Δ（实施）-Δ（未实施）			-19.44（18.97）			-75.16***（26.86）			1.85（2.26）			-74.51**（27.34）			24.07（96.56）
农村	实施	11.11	20.36	9.25	22.35	15.33	-7.02	2.78	0.67	-2.11	26.52	17.33	-9.18	57.11	53.12	-3.99
	未实施	36.11	20.33	-15.78	25.00	48.00	23.00	2.78	1.11	-1.67	22.22	48.00	25.78	55.47	83.51	28.04
	Δ（实施）-Δ（未实施）			25.03（20.04）			-30.02（22.23）			-0.44（3.54）			-34.96（22.44）			-32.03（30.01）

续表

		抗菌药物使用比例（%）			输液比例（%）			激素使用比例（%）			针剂使用比例（%）			处方费用（元）		
		2007年	2010年	Δ（2010年-2007年）	2007年	2010年	Δ（2010年-2007年）	2007年	2010年	Δ（2010年-2007年）	2007年	2010年	Δ（2010年-2007年）	2007年	2010年	Δ（2010年-2007年）

3. 冠心病

		抗菌药物使用比例（%）			输液比例（%）			激素使用比例（%）			针剂使用比例（%）			处方费用（元）		
全国	实施	6.35	15.85	9.50	32.75	16.72	-16.03	2.02	0.42	-1.60	35.56	17.56	-18.01	97.03	68.66	-28.37
	未实施	23.21	22.46	-0.75	19.13	50.33	31.20	2.81	0.79	-2.01	17.35	49.54	32.19	94.20	83.69	-10.51
	Δ（实施）-Δ（未实施）			10.26 (14.71)			-47.22*** (17.03)			0.41 (2.37)			-50.20*** (17.13)			-17.86 (42.41)

4. 支气管炎

		抗菌药物使用比例（%）			输液比例（%）			激素使用比例（%）			针剂使用比例（%）			处方费用（元）		
城市	实施	69.93	62.40	-7.53	50.61	36.78	-13.83	28.34	10.67	-17.67	57.28	40.92	-16.36	84.80	57.35	-27.45
	未实施	91.67	70.00	-21.67	66.67	61.67	-5.00	25.00	21.53	-3.47	75.00	69.44	-5.56	78.41	86.31	7.90
	Δ（实施）-Δ（未实施）			14.14 (35.06)			-8.83 (32.71)			-14.19 (23.76)			-10.80 (34.99)			-35.36 (55.78)
农村	实施	82.88	84.31	1.43	47.43	46.26	-1.18	23.95	19.29	-4.66	52.20	53.56	1.36	48.88	33.99	-14.89
	未实施	89.55	80.98	-8.56	35.33	54.43	19.10	23.75	30.26	6.51	51.31	71.68	20.37	33.69	38.34	4.65
	Δ（实施）-Δ（未实施）			9.99 (11.51)			-20.28 (16.39)			-11.17 (13.45)			-19.01 (16.34)			-19.54 (22.64)
全国	实施	78.78	77.54	-1.24	48.44	43.33	-5.11	25.34	16.62	-8.72	53.81	49.65	-4.16	60.27	41.20	-19.07
	未实施	89.81	78.05	-11.76	39.24	56.36	17.11	23.91	27.93	4.02	54.27	71.09	16.81	39.28	51.13	11.85
	Δ（实施）-Δ（未实施）			10.52 (12.01)			-22.23 (14.27)			-12.74 (11.32)			-20.97 (14.51)			-30.91 (21.99)

5. 上呼吸道感染

		抗菌药物使用比例（%）			输液比例（%）			激素使用比例（%）			针剂使用比例（%）			处方费用（元）		
		2007年	2010年	Δ（2010年-2007年）	2007年	2010年	Δ（2010年-2007年）	2007年	2010年	Δ（2010年-2007年）	2007年	2010年	Δ（2010年-2007年）	2007年	2010年	Δ（2010年-2007年）
城市	实施	60.79	59.65	-1.14	34.70	39.50	4.80	7.34	8.10	0.77	37.73	44.59	6.86	62.88	40.81	-22.07
	未实施	75.28	68.40	-6.88	44.84	47.96	3.12	13.57	8.76	-4.81	50.51	53.00	2.50	59.21	51.42	-7.79
	Δ（实施）-Δ（未实施）	5.74 (17.73)			1.68 (22.50)			5.58 (9.70)			4.36 (22.46)			-14.28 (25.84)		
农村	实施	76.62	75.84	-0.78	33.40	33.31	-0.09	21.33	15.51	-5.82	46.72	47.63	0.91	30.34	29.27	-1.07
	未实施	82.04	70.77	-11.27	30.38	42.19	11.81	27.88	22.26	-5.62	51.50	58.29	6.79	22.01	30.98	8.97
	Δ（实施）-Δ（未实施）	10.49 (8.22)			-11.90 (10.77)			-0.20 (9.55)			-5.88 (11.26)			-10.04 (12.76)		
全国	实施	72.14	71.10	-1.05	33.77	35.12	1.36	17.37	13.34	-4.03	44.18	46.74	2.56	39.55	32.66	-6.89
	未实施	80.43	70.21	-10.22	33.82	43.57	9.74	24.48	19.05	-5.43	51.26	57.03	5.77	30.87	35.84	4.97
	Δ（实施）-Δ（未实施）	9.18 (7.85)			-8.39 (9.79)			1.40 (7.66)			-3.21 (10.06)			-11.86 (12.43)		

6. 胃炎

		抗菌药物使用比例（%）			输液比例（%）			激素使用比例（%）			针剂使用比例（%）			处方费用（元）		
城市	实施	31.25	47.22	15.97	27.50	26.90	-0.60	0.00	3.33	3.33	30.28	30.79	0.52	61.90	50.59	-11.31
	未实施	45.00	8.33	-36.67	26.67	16.67	-10.00	5.00	3.57	-1.43	36.67	20.24	-16.43	59.04	33.23	-25.81
	Δ（实施）-Δ（未实施）	52.64 (31.36)			9.40 (28.52)			4.76 (7.48)			16.94 (31.32)			14.50 (48.99)		

		抗菌药物使用比例 (%)			输液比例 (%)			激素使用比例 (%)			针剂使用比例 (%)			处方费用 (元)		
		2007年	2010年	Δ(2010年-2007年)	2007年	2010年	Δ(2010年-2007年)	2007年	2010年	Δ(2010年-2007年)	2007年	2010年	Δ(2010年-2007年)	2007年	2010年	Δ(2010年-2007年)
农村	实施	56.02	50.79	-5.23	24.05	18.14	-5.91	5.06	3.16	-1.90	25.27	23.81	-1.47	40.10	26.99	-13.11
	未实施	41.07	45.46	4.40	15.13	20.39	5.26	4.10	4.87	0.77	20.34	24.81	4.47	18.24	31.44	13.20
	Δ(实施)-Δ(未实施)			-9.62 (15.13)			-11.18 (11.85)			-2.67 (4.69)			-5.94 (12.62)			-26.31 (14.23)**
全国	实施	49.26	49.74	0.48	24.99	20.72	-4.28	3.68	3.21	-0.47	26.64	25.86	-0.78	46.05	33.93	-12.12
	未实施	42.16	38.04	-4.12	18.33	19.65	1.31	4.35	4.61	0.26	24.88	23.90	-0.98	29.57	31.79	2.22
	Δ(实施)-Δ(未实施)			4.60 (13.95)			-5.59 (11.26)			-0.73 (3.94)			0.20 (12.15)			-14.35 (16.73)

6. 胃炎

*: $P<0.10$, **: $P<0.05$, ***: $P<0.01$; a: 代表治疗此类疾病的药品处方样本含量不够无法计算; b: 代表治疗此类疾病的药品处方样本含量不够无法计算

其次，从单张处方的抗菌药使用比例上看，干预的实施效果并不想理。从表 3-12 中我们可以发现，所谓的抗菌药使用比例下降情况，主要出现在治疗慢性病的处方中，因为此类疾病本身几乎没有抗菌药治疗的临床必要，甚至部分地区的慢性病的抗菌药治疗在实施干预后依据保持一定程度的增长，例如，城市地区的糖尿病处方，抗菌药用药比例增长了19.97%；农村地区的冠心病处方，抗菌药用药比例增长了 25.03%。而治疗急性病处方中，抗菌药物使用比例在城市和农村地区几乎都保持了一定程度的增长。

相对于抗菌药物控制不力的情况，基层医疗机构输液、激素和针剂在干预下单张门诊处方使用比例在大部分地区有所下降。主要从治疗急性病的处方情况上看，如在支气管炎的治疗处方中，无论是社区卫生服务中心还是乡镇卫生院在输液、激素和针剂的使用上，都有一定程度的下降；但是部分疾病如治疗胃炎的处方，我们发现同抗菌药物的使用情况类同，输液、激素和针剂的处方使用比例仍然保持了一定程度的增长。

总体上看，通过我国基层医疗机构的门诊处方分析基层医生的用药行为，首先，在零差率等药品价格政策调整下，单张处方的药品费用有所下降；其次，慢性病的抗生素类药品过度使用趋势有所扭转；最后，关于急性病的抗生素类药品使用情况，虽然不同地区和不同疾病在药品使用上略有差别。但在总体趋势上，输液、激素和针剂使用比例有所下降，而抗菌药物比例保持上升。在取消了药品利润对基层医生的经济激励作用后，针对上述情况，我们认为是医生的用药习惯和药品使用便捷性对医生的用药行为产生重要影响，例如，相对于针剂和输液，开具抗菌药的过程更加方便和简单，同时使用输液、激素和针剂要消耗更多的人力成本和医疗机构的固定成本，而过去这些成本最后都是由患者"买单"，但是在实施零差率后，基层医疗机构无法从药品中获得成本补偿收益。所以，根据上述对门诊处方用药结果的分析，目前基层医疗机构的药品使用行为，还不是完全的基于患者的诊断和指征进行处方和用药的，尚存在基于医疗机构经济利益考量的用药行为。

四、讨论与小结

本章在界定卫生服务领域内规制的范围和传统规制弊端的基础上，提出了通过激励性规制方式解决信息不对称条件下卫生服务供方信息寻租的思路。基于基层医疗机构和医生的视角，厘清不合理用药的信息寻租空间存在于药品招标采购环节、药品定价环节、医生处方行为及医疗机构的补偿和医保支付环节中。针对药品招标环节的供方寻租行为，分析了医疗机构采购方式的药品成本信息甄别机制及其影响因素，在此基础上介绍了常见药品采购方式的信息甄别能力，同时对我国基层医疗机构采用的特许投标竞争法在药品招标中的运用进行剖析；针对药品定价环节产生的信息寻租行为，介绍了各种价格规制方式的机制及其效果，并对我国基层医疗机构目前采用零差率药品价格规制进行了根源分析和实施现况介绍；另外，针对医生处方过程中产生的信息寻租行为，介绍了各种行为规制并进行了机制分析。最后，通过实证研究的方式，以 INRUD 推荐的处方核心指标为评估标准，分析当前基层医疗机构综合改革相关举措对于规制服务供方信息寻租行为的效果。结果发现，规制措施在甄别药品成本信息、控制次均药品使用数、降低处方费用方面取得了成效；基层医疗机构输液、激素和针剂使用情况有所下降，尤其是在急性传染性类疾病方面；抗菌药规制效果不佳，仅通过价格规制和行为规制手段不足以达到基层医疗机构合理用药的目标。

（一）特许投标竞争法成本信息甄别机制和在我国基层医疗机构药品招标中的运用

为了在药品采购过程中，实现确保药品质量、保障可得性和降低药品采购价格目的，通过药品招标方式，根据药品生产企业规模、信誉、服务及药品质量评定和招标价格，以竞争性淘汰的方式采购药品。竞争的目的在于降低采购主体与医药生产企业在药品价格和质量方面的信息不对称。实施竞争性淘汰的方法包括主观的专家遴选法和客观的价格竞拍的方式。从降低信息不对称的角度看，客观的价格竞拍方式效果比主观的专家遴选法更加明显。在目前的药品招标采购模式中，客观的药品遴选评定方式尚不多见，只有挂网限价竞价的模式对同种品规的药品采取了客观的价格比较方式，具有相对较强的成本信息甄别能力。在以集体招标为基础的各种药品采购方式中，存在采购选择权是否让渡给采购主体的问题，如果医疗机构依然保留采购选择权，则医疗机构仍然存在为了自身效用最大化而与患者利益不一致的寻租行为。通过上述分析，提示为了增加药品招标方式的成本信息获取能力，降低药品生产企业信息租金，客观的招标药品遴选方式、中标药品品牌的数量限定和最终药品采购权的转让是药品招标的机制设计必须考虑的要素。

在我国基层医疗机构的药品招标采购过程中，医疗机构是药品采购的实际主体，医疗机构既在药品的市场需求信息和药学专业知识上占有信息优势，而且掌握药品采购最终决策权，可以通过在不同药品采购价格、创新药或仿制药等不同类别药品中进行选择，获得最符合自身利益的采购决策。因此，不规范的招标遴选方法、过多的可中标药品品牌数量和药品采购权的下放，导致很难通过药品招标对药品成本信息进行甄别。

基于此，通过利用拍卖机制设计的特许投标竞争法能够较好对药品的成本信息进行甄别，在20世纪90年代印度已经采用特许投标竞争法作为其基本药物招标方法，目前我国各地的基本药物招标程序也在逐渐采用这种方式。特许投标竞争法的原理和设计思路是对于那些很难在交易市场进行充分竞争的商品和服务，为了通过充分竞争获得真实的成本或价格信息，采取"为了获得市场而进行的竞争以代替市场内竞争"。因此，政府在回收药品采购决策权的基础上，在药品招标的遴选方法上同时注重药品质量和价格的评判指标，作为竞标药品能够中标的条件。特许投标竞争中标方式中，最重要的是对中标品牌数量的设置，即在一个限定的市场内，只存在一个中标的药品品规。通过中标数量的限制，使得中标企业获得整个区域内此种药品品规的所有市场份额，可以通过规模经济和巨额的市场获得可观的收益。但是前提条件是企业必须能够中标，因此竞标企业在投标环节展开激烈的竞争，在保证药品质量的前提下，最大限度地降低药品的中标价格，向市场发出真实的成本信号，而政府作为招标方在竞标过程中获得药品真实的成本和质量信息。

当然，特许投标竞争法目标的实现，必须保证严格的拍卖机制设计，例如，药品的招标采购权必须由政府或其代表机构决定，否则医疗机构可以借助采购决策权，在信息优势下选择最有利卫生服务供方收益的药品采购选择；同样，药品招标的遴选方法也很重要，过于主观的遴选方式成本信息甄别能力不强，并且可能成为进行寻租的对象。因此，在保证药品质量的前提下，需要通过药品价格的客观评定方式在药品招标采购和成本信息甄别机制中发挥作用。

（二）我国基层医疗机构药品招标采购实践分析

通过对被调查的 5 省（直辖市）药品招标政策和实施过程，结合药品招标的成本信息甄别机制，分析各地区对竞标药品的遴选方式、中标药品品牌数量限定和采购决策权的分离程度，考察各省市中标药品品规、中标价格和对中标企业数量限定并进行省市之间的对比分析。分析结果表明：由于各省市在药品招标方案具本设计上各有不同，导致相同药品在不同省市的中标价格差异较大，但目前对药品价格的规制效果并不能说明某一省份的药品招标方案设计具有明显优势。

如果从招标药品的品规单位平均中标价格和各省品规单位中标价差上看，安徽省药品招标方案设计具有较好的价格规制效果，而吉林省的招标方案的价格规制效果较差。在数据结果中也显示各种中标药品往往是安徽居于最低价格水平，吉林居首。就两省的药品招标方案对比分析，不考虑不同省份药品招标的具体遴选方式的不同，两省最主要区别在于中标企业数目限定方面，即中标药品品牌数量的限制上。由于安徽省规定一个药品品规只有一家中标企业，而吉林省在中标企业数目限定上相对宽松，由此而造成了两省的药品生产企业在招标环节竞争程度不一，而由此造成的药品成本信息甄别能力的差异，从而形成了同种中标药品在不同省份具有较大价差的局面。借鉴两省结果，通过特许投标竞争法的运用，在药品价格规制方面的确具有较为明显的规制效果。

但是，在各省市的对比过程中，我们也发现，在中标企业数量的限定上，浙江省是最宽松的，甚至超过了吉林省，但是其中标价格却优于吉林省，位于各省中游位置。进一步分析浙江省的招标方案设计发现，虽然浙江省将基层医疗机构的药品采购决策权分离给了省药招中心，但对于中标价格的确定，实际上并不是按照拍卖的竞标方式确定，而是由省药招中心与药品生产企业协商制定，而由于浙江中标企业多为省内药企及药招中心保证了"量价挂钩"，因此浙江省的药品招标价格并没有显示虚高成分。虽然不能与安徽省中标价格水平相比，但是由于浙江省在中标药品同时兼顾了药品价格和质量，而我国目前实行的特许招标竞争法和采用"双信封"的省份，在技术标和质量方面重视程度不够，这是需要在以后的基层医疗机构的药品招标中借鉴和注意的。

（三）基层医疗机构药品价格规制分析

对于药品价格规制的分析，从规制内容上看，主要包括对药品成本（生产成本或采购成本）的规制和药品加成率的规制。对于药品成本的规制，在本章关于药品招标采购规制分析中，通过限定中标药品品规数量，招标环节引入竞争的方式，对药品的成本信息进行甄别；对于药品加成率的规制，从加成利润的经济激励引起的服务供方药品诱导需求看，无论是采用药品生产成本加成定价，还是采购成本加成定价，包括差别差率定价、顺加定价，只要在药品定价机制存在加成率，即在所谓的收益率规制下（rate of return regulation，ROR），对于服务供方而言，都有正向的经济激励进行诱导需求，所有发生的药品成本都会转嫁给患者或支付方，最终导致高价药充斥市场，出现患者服用药品的数量、质量与其疾病诊断或临床指标不相匹配的情况，而具有成本效果的药品却有价无市，出现"劣币驱逐良币"的现象。因此，从消弭医生负向激励的角度出发，完全取消药品加成，实行零差率定价方法改变医生以利润为价值导向的开药方式。但是，药品零差率除可能会引起基层医疗机构的潜在经济损失外，基层医疗机构长期稳定实行药品零差率的条件是：零差率作为公益性医疗服务内容由政府进行财政补贴，或者作为一种类似的营销策略获取更多的市场份额，通过提高医疗服务价格水平或者按服务量支付费用，从而对药品零加成的经济损失进行交叉补贴。

（四）我国基层医疗机构药品零差率和处方规制的实证效果分析

基层医疗机构综合改革的实施，通过基本药物制度、药品零差率政策和医生处方行为规范对信息寻租行为进行规制。以基层医疗机构门诊处方用药结构和金额评价政策实施效果，在门诊单张处方金额、西药、中成药、基本药物使用倾向上有所改变，这也反映了零差率对于取消医生加成收入的经济激励的效果，符合政策设计的预期性目标。但是，通过对门诊处方进一步剖析，我们发现按疾病别划分的门诊处方在抗生素类药品的使用问题上，虽然药品已经不能给基层医疗机构创造收益，倍差法结果显示抗菌药、输液、激素、针剂使用水平仍不容乐观。非预期性政策效果表明，药品零差率等措施能够改变基层医生负向经济激励，但是经济激励扭曲的改变不代表适宜激励机制的建立与合理用药行为的形成。因此，对于目前我国基层医疗机构实行的药品零差率，有两个亟待解决的问题：一是，如何弥补医疗机构实施药品零差率政策后而形成的收支差额；二是，如何调整实施零差率政策后服务供方经济激励导向。当然，对于这两个问题可以合成同一个问题着手解决，即如何根据基层医疗机构合理用药水平进行机构补偿和医生收入补偿。

参 考 文 献

白冰，邵颖，马坤. 2011. 安徽药品招标"双信封"模式之利弊探讨［J］. 中国执行药师，8（10）：43-46.

曹波，邵蓉. 2007. 广东省药品挂网采购模式的成功与不足［J］. 中国药业，16（14）：1-2.

陈文，蒋虹丽. 切断医药不正当利益纽带//杜乐勋，张文鸣，王培舟. 中国医疗卫生发展报告（No. 4）. 北京：社会科学文献出版社：267-317.

陈文，王强，蒋虹丽，等. 2009. 上海市闵行区药品管理改革评估报告（R）.

陈竺. 中国卫生改革与发展［R］. 中国卫生论坛，2010-8-19.

处方管理办法. 2007. http://www. gov. vn/flfg/2007-03/13/content_549406. htm.

丹尼尔·F. 史普博. 1999. 管制与市场［M］. 余晖，译. 上海：上海人民出版社：28.

洪铮. 2005. 医院和医疗保险的经济分析［J］. 中国卫生事业管理，（7）

胡善联. 2009. 基本药物制度研究. 香港：香港文汇出版社：34-36.

刘佳，钱丽萍，张新平. 2003. 德里模式与合理用药推广［J］. 国外医学·社会医学分册，20（2）：76-79.

钱丽萍，刘佳，张新平. 2003. 中印基本药物和合理用药政策比较［J］. 中国卫生事业管理，19（6）：381-383.

乔治·J·施蒂格勒. 1971. The theory of economic regulation［J］. Bell Journal of Economics，2：3-21.

乔治·J·施蒂格勒. 1996. 产业组织和政府管制［M］. 潘振民，译. 上海：上海人民出版社.

王俊豪. 2003. 政府规制经济学导论［M］. 北京：商务印书馆：1

伊特韦尔·1996. 新帕尔格雷夫经济学大辞典（第四卷），中译本 [M]. 北京：经济科学出版社：134.

余晖. 1997. 政府与企业：从宏观管理到微观管制 [M]. 福州：福建人民出版社.

张远. 1992. 信息与信息经济学的基本问题 [M]. 北京：清华大学出版社.

赵武，赵兰，刘纪华. 2004. 关于医院用药实行集中招标采购的反思 [J]. 中国卫生经济，23（4）：53-55.

植草益. 1992. 微观规制经济学 [M]. 朱绍文，胡欣欣，译. 北京：中国发展出版社：2.

Chaudhury R R, Parameswar R, Gupta U. 2005. Quality medicines for the poor: experience of the Delhi programme on rational use of drugs [J]. Health Policy And Planning, 20 (2): 124-136.

Douglass C. North. 1990. Institution, Institutional Change and Economic Performance [M]. Cambridge: Cambridge University Press: 135-137.

Demsetz H. 1968. Why regulate utilities? [J]. Journal of Law and Economics; 11 (1): 55-65.

Fuller, Lon. The morality of Law 28 (rev ed. 1969) —argued market economies require the establishment of property and contracts as institutions.

Kahn A E. The economics of regulation: principles and institutions [J]. Atlantic Economic Journal, 18 (3): 96-103.

WHO. 2002. Promoting rational use of medicines: core components. WHO Policy Perspectives on Medicines [R]. Geneva: WHO.

World Health Organization. 2010. Health System Financing, the path to universal coverage [R].

Yip W C, Hsiao W C, Chen W, et al. 2012. Early appraisal of China's huge and complex health-care reforms [J]. Lancet, (379): 833-842.

第四章　基层医疗机构补偿机制对合理用药效应分析

补偿是一个主体为了特定的目的对另一主体已经发生和预计必然发生的已知成本和经济损失所做的经济支持和投入，其目的是补足成本或损失和避免资金风险。公立医疗机构在提供医疗卫生服务和履行社会职责时会发生各项成本，在开展各项业务活动时会产生损益，需要对医疗机构成本进行补偿以保证其职能的正常运行。对医疗机构的运行成本和亏损进行弥补的各种经济补偿方式称之为补偿机制。对基层医疗机构采取不同的补偿机制，医疗机构会因受到不同的激励作用在追求利润最大化的动机下产生不同的医疗服务行为。许多研究认为，补偿机制不合理是我国公立医疗机构诸多趋利表现的根源，其中重要的表现形式就是通过药品收入补偿医疗机构收入，形成"以药补医"机制，导致医疗机构不合理用药行为。本章旨在介绍基层医疗机构主要补偿机制的基础上，分析不同补偿机制对于供方用药行为的激励作用，并且通过对我国实施药品零差率政策后基层医疗机构的补偿模式改革实践进行介绍，分析不同补偿模式对规范用药的激励费用水平及其促进合理用药水平的效果进行评估。

一、我国基层医疗机构补偿机制的主要模式

在上一章关于卫生服务供方信息寻租行为的规制研究部分，论述了通过药品定价机制设计，规制医生的诱导需求和规范合理用药行为。药品价格规制作用的发挥，必须要以医疗机构的补偿机制作为前提条件，这是因为，一方面，药价规制取消或减少了基层医疗机构通过药品加成收入补偿医疗机构运营成本补偿的作用，必须通过其他的补偿渠道弥补医疗机构的收支缺口，才能保证价格规制政策实施的可持续性；另一方面，更重要的是，医疗机构补偿机制对于规范医生用药行为具有导向作用，适宜的补偿机制不仅可以控制医生过度用药行为，而且能够激励医生通过合理用药获得更高的补偿水平。

（一）我国基层医疗机构成本补偿的主要模式

我国基层医疗机构的补偿方式主要包括政府财政投入、医疗服务收入和药品收入三个来源。由于过去政府财政投入相对不足，医疗服务价格长期维持较低收费，因此药品收入是我国多数地区基层医疗机构运营成本的重要补偿来源。但是过分依赖药品收入补偿医疗机构成本，提供给基层医疗机构通过药品进行寻租的可能性，导致不合理用药现象的发生。

我国实施的药品集中采购、定价方式、医疗保险等各项药品相关管理政策改革，都直接或间接与"以药补医"这一根源性问题相关。药品收入补偿医疗机构成本管理方式的改革，则越来越成为基层医疗机构补偿机制改革的重要乃至核心部分，同时由于各地财政实力、市场能力、医疗保障的差异而呈现出明显的多样化特点。我国基层医疗机构成本补偿主要模式见表4-1。

表 4-1　基层医疗机构成本补偿主要模式

补偿模式	补偿来源	补偿渠道	资金控制	补偿依据	补偿时滞	药品关联度
自收自支	药品收入	收入自留	完全控制	药品收支差额	随时	直接相关
差额收支分离	药品收入	上级卫生部门和自留	基本控制	综合考虑药品收支差额和服务量等指标	滞后	间接相关，相关性较强
全额收支分离	药品差价为主	上级卫生部门	基本不控制	医疗服务提供量等考核指标为主	滞后	间接相关，相关性较弱
医保预付	医保基金为主	医保机构	预先控制	医疗服务提供量等考核指标为主	提前	相关性弱

1. 自主收支直接补偿

自主收支是基层医疗机构药品收入及其用于机构运营成本补偿的主要管理方式。由于财政拨款无法全额补偿基层医疗机构的运营成本，多数基层医疗机构仍然要靠自身的药品经营赚取利润直接补充财政投入的不足，即实现药品销售收入后直接全额纳入自主支配的资金范畴，直接使用药品利润补偿日常运营成本，实现在一定程度上的自主经营、自负盈亏。

2. 全额收支分离返还补偿（收支两条线）

基层医疗机构在实现药品销售收入后，直接或定期将全部药品收入上缴专用账户，由上级或采购联合体与药品供应商完成货款结算与支付，并将整个地区或采购联合体内的所有药品进销结余进行统筹协调和考核下拨，用于医疗机构运营成本补偿。该模式在比较完整意义上实现了药品采购、收入与支出主体的分离。

3. 差额收支分离返还补偿

差额收支分离返还补偿又称为差额预算拨款，不同于全额收支分离补偿模式，差额收支分离返还补偿指基层医疗机构实行药品进销差额收支两条线，即药品经营结余收支分离。也就是说，医疗机构在实现药品销售收入后，并不立即上缴药品收入，而是待与供应商结算药品采购货款后，才将已实现的进销结余资金上缴卫生行政主管部门。卫生行政部门进行考核或统筹安排后定期将部分或全部差额返还医疗机构。

4. 医保预付补偿模式

为激励基层医疗机构成本控制力度，切断医疗机构与药品收入之间的利益关联，社会医疗保险机构作为基层医疗机构主要收入来源方，采用医保费用预付的方法，由医疗机构在此期间（一般为一年）自主控制相关支出，即医保方将可能发生的合理用药费用预前全额支付给医疗机构，不再通过日后的与销量挂钩的药品收入进行补偿。此种模式实质上是医保在总额预付基础上，将费用控制的责任和压力转移给基层医疗机构，激励其自我成本控制。

另外，由于各地经济发展水平、政府财力、居民健康需求及具体政策设计的不同，在部分地区出现基层医疗机构补偿机制异化的现象。例如，在部分财力富余的地区，通过政府财政投入完全替代药品加成收入，甚至是看病不要钱的所谓"全民免费医疗"，如2009年出现的"神木模式"，此种模式下，基层医疗机构客观上无法从药品中获利，也就消除了医生从药品收入中获利的激励。但由于这种模式对于人口流动性、地区规模和当地财力的限制，不具推广意义；还有部分地区的基层医疗机构将药品采购和销售权限委托给药品经营企业后，后者在获得全部药品收支差额的基础上，按事先合同约定的比例或额度，将部分药品净收益返还给医疗机构用于成本补偿，南京的药房托管，按照医疗机构药品金额的一定比例返还；武汉北湖社区卫生服务中心的医药分开模式，受托企业以房租名义向医疗机构返还定额收益。但是这种方式也不宜推广，这是因为从形式上看，将药品经营职能从基层医疗机构中剥离出来，但由于药品经营企业和基层医疗机构在扩大药品经营的目标取向上是高度一致的，结果导致了从扩大药品销售收入的方式增加医疗机构补偿，不利于合理用药。

（二）主要补偿模式对合理用药的激励机制分析

基层医疗机构与药品相关的成本补偿根源于政府财政补贴和诊疗服务收入等收入来源不能弥补医疗机构的运营成本。在完全由医疗机构自主承担收支及补偿权责的管理模式下，只要医院的总收入与运营成本的差额存在，就无法改变作为理性人的医生利用药品收入作为经济补偿的重要来源这一事实，甚至医生可以达到通过诱导患者过度使用药品进行逐利的目的。因此，要切断基层医疗机构与药品收入的经济利益纽带，从机制设计的角度来看，必须要分离医生收入与药品收入的利益链条，或者改变两者之间收益的正向线性关系。政府的目标在于控制药品过度使用和费用的上涨，医生的目标在于通过任何可逐利的空间进行寻租，而由于政府与医疗机构之间存在信息不对称，直接对药品进行价格控制或费用规制的方法并不能减少或杜绝医生通过药品进行补偿的过度利用行为。因此，基于政府与医生目标不一致的前提，必须通过激励相容约束的角度，在医疗机构成本补偿的机制设计上让政府与医生在利益上达成一致，包括让医生拥有降低药品成本带来的收益增量剩余索取权，利用经济激励的方式让医生意识到合理用药的结果优于诱导需求的结果。不同补偿方式对医生合理用药的激励作用见表4-2。

1. 自主收支直接补偿

自收自支的成本补偿方式是医疗机构用药品收支差额来弥补医疗机构运营成本带来的赤字。成本的补偿方就是医疗机构自身。此种模式下医生没有降低成本的动力和提高效率的动机，因此不存在收益剩余索取权的激励，因为自主收支直接补偿的管理方式下的费用降低的受益方是患者，所以医生没有激励控制药品成本。在自主收支直接补偿模式下，政府只能通过药品合理降价与控制临床合理用药等组合手段，对医疗机构的"私利"追逐加以制衡，但无法根本消弭。这是因为在此种模式下，政府（控制药品成本）和医生（通过药品收入获利）的目标是直接冲突的，在卫生服务提供者拥有信息优势的情况下，自主收支直接补偿模式只会对医生用药逐利行为产生强烈的反向激励。

表 4-2　基层医疗机构成本补偿模式激励机制分析

补偿模式	补偿方	剩余索取权	激励方式	激励效果	激励强度	用药行为影响
自收自支	医疗机构	不占有	无	反向激励	无	不合理用药
收支分离	卫生行政部门	部分占有	取消医生从药品收入中获得直接的利益	正向激励	较强	趋向合理
医保预付	医保方	占有	费用预付，降低药品支出扩大医疗机构收益	正向激励	强	合理用药

2. 收支分离返还补偿

收支分离成本补偿模式即日常所称的收支两条线。此种模式取消了将药品收入作为医疗机构自主经营、自负盈亏的反向激励机制。药事服务仅作为医生需要完成的规范性职能，即各个基层医疗机构仍然需要完成医疗卫生服务职能和一定的筹资职能，但不再独立对该项筹资及补偿承担自主权利，而是由委托人对所有筹资统筹规划后统一分配补偿。医生不再从药品收入中获得直接的利益，因此扩大药品销售使用规模的逐利动机弱化。但是由于收支分离成本补偿模式在实际上仍然以药品收支差额作为基层医疗机构重要补偿来源，即每个医疗机构的补偿间接来源于药品利润的事实没有消除，所以医生通过药品收入增加自身利益的动机不能完全消除。

3. 医保预付补偿

以医保对医疗机构成本进行提前补偿为代表的各类预付方式是国际上公认的最有效的控费机制。其实质是医保方通过契约形式提前锁定基层医疗机构在完成其预期目标后的总收益，同时赋予代理人日常自主经营、自负盈亏的权责，在客观上营造出代理人通过努力降低运营成本即可扩大自主收益的激励机制。此种模式下，基层医疗机构的收益原则上不再与药品相关，因此医生不再有任何扩大药品使用的利益动机。相反，由于药品采购成本是构成其运营成本的一部分，医疗机构将有极大的积极性努力降低药品采购成本以扩大经营收益，实质上则是赋予基层医疗机构通过提高药品成本效率获得收益增量的剩余索权。引发的问题是，委托人如何限制代理人减少药品供应的可能性。

二、我国基层医疗机构药品零差率补偿效应实证分析

2009 年 3 月我国公布的《中共中央国务院关于深化医药卫生体制改革的意见》（下简称《意见》）提到，将"积极探索多种有效方式逐步改革以药补医机制"，"逐步改革或取消药品加成政策"，同时可以采取"适当调整医疗服务价格、增加政府投入、改革支付方

式等措施完善公立医院补偿机制"。一方面，要"落实公立医院政府补助政策"；另一方面，要"完善分配激励机制"，"严格工资总额管理，实行以服务质量及岗位工作量为主的综合绩效考核和岗位绩效工资制度，有效调动医务人员的积极性"。在之后印发的《医药卫生体制改革近期重点实施方案（2009—2011 年）》又对《意见》要求做了进一步工作部署，针对公立医疗机构补偿机制改革提出"逐步将公立医院补偿由服务收费、药品加成收入和政府补助三个渠道改为服务收费和政府补助两个渠道"。在《意见》指导下，基层医疗机构开始实施综合改革，以药品零差率政策为主的改革措施通过取消药品加成对基层医生的经济激励，规制医生诱导患者药品需求的动机，促进合理用药行为。然而，基层医疗机构药品收入的大幅下降，导致机构的收支缺口不断加大。因此，围绕"药品零差率如何补偿"的问题为契机，政府以"核定任务、核定收支、绩效考核补助"为补偿思路，旨在消除通过以药品收入对机构进行补偿的机制，对基层医疗机构的收入分配制度进行改革，制定注重医疗服务质量和药品合理使用的绩效考核激励制度，形成根据基层医疗机构的合理用药水平进行不同激励程度的补偿机制。在《国务院办公厅关于建立健全基层医疗卫生机构补偿机制的意见》和《基层医疗卫生机构实施国家基本药物制度和综合改革以奖代补专项资金管理办法》等政策文件的指导下，我国各地开始实行因地制宜的补偿方法。本部分通过对样本地区基层医疗机构实施药品零差率政策后补偿模式改革实践的介绍，对医疗机构的激励机制进行分析和激励费用进行测算的基础上，分析基层医疗机构专项补偿和综合补偿模式对于规范合理用药的影响。

（一）药品零差率政策后基层医疗机构补偿模式改革实践

实行药品零差率政策后，基层医疗机构原有的药品加成收入不复存在，甚至连药事管理成本也无法收回，因此需要给予合理的经济补偿，以保证医疗机构正常运转和零差率政策的可持续性。通过对样本地区零差率实施后经济补偿的调查发现，药品零差率政策触发了基层医疗机构补偿机制的改革，具体补偿方式可归纳为专项补偿和综合补偿两种。具体分析如下。

1. 基层医疗机构专项补偿模式实践

专项补偿方式是指对实施基本药物零差率后药品收入减少的部分给予针对性的经济补偿，对于医生收入的减少给予一定的补助。通过对 5 省（直辖市）的 15 个样本区县调研，试实施专项补偿方式如下（表 4-3）。

表 4-3　样本省（直辖市）中实施零差率的专项补偿方式

	实施区域	机构	补偿方式	补偿水平
安徽	3 样本区县	一体化村卫生室	定额补助	补助 4400 元/1200 人
吉林	东丰、延吉（2010 年 6 月～2011 年 6 月）	社区卫生服务中心、卫生院	定额补助	东丰所有乡镇卫生院 180 万元/月；延吉 2010 年下半年每个社区补助 5 万元，2011 年上半年共拨付 206 万元

续表

	实施区域	机构	补偿方式	补偿水平
陕西	3 样本区县	村卫生室	定额补助	补贴 10 000 元
重庆	万州（2010 年 2~8 月）	社区卫生服务中心、卫生院	按比例补助	按药品销售额的 20% 给予补助

专项补偿一般是在基本药物零差率实施初期、作为一种过渡性的措施而采用。专项补偿方式有定额补偿和按比例补偿，这些措施考虑到零差率实施的可接受性，对基本药物销售成本在一定程度上给予针对性的补偿，从而实现新旧制度的平稳过渡。

2. 基层医疗机构综合补偿模式实践

综合补偿方式是指在我国实施基层医疗机构医药卫生体制综合改革之后，不直接对基本药物零差率后减少的药品收入给予补偿，而是对基层医疗机构的经济补偿方式实施综合改革，即核定基层医疗机构承担的工作任务和业务收支，在绩效考核的基础上进行经济补偿。在综合补偿方式下，基层医疗机构原有的依靠药品加成收入获得经济收入的模式被彻底改变，基层医疗机构的工作重心导向为提供优质的基本公共卫生服务和基本医疗服务，以获得相应的财政补助。5 省（直辖市）的 15 个样本区县中的部分县市实施综合补偿方式（表 4-4）。

表 4-4　5 省（直辖市）实施零差率的综合补偿方式

	机构	开始时间	补偿方案	补偿水平	绩效工资所占比重	拨款方式
浙江	社区卫生服务中心、乡镇卫生院	2009 年 10 月（杭州上城区） 2011 年 1 月（桐庐）	明确范围、核定收支、差额补助、总量控制	5000 元/月（杭州上城区） 2500 元/月（桐庐）	40%~50%	按月预拨，年终考核结算
安徽	社区卫生服务中心、乡镇卫生院	2010 年	核定任务、核定收支、绩效考核补助，补偿收支差额	2500 元/月	40%	按月预拨，年终考核结算
吉林	社区卫生服务中心、乡镇卫生院	2010 年 2 月（延吉等试点） 2011 年 7 月（全省）	收支两条线	2200 元/月	30%	按月预拨，年终考核结算
陕西	政府办社区卫生服务中心、乡镇卫生院	2008 年（眉县） 2009 年（宝鸡金台区）	编制内人员工资由财政全额拨款，实施绩效考核	3000 元/月（宝鸡金台区） 2600 元/月（眉县）	30%	按月预拨 70%，年终考核结算
	企业转型的社区卫生服务中心		实施零差率，但无财政投入	无		—

续表

机构		开始时间	补偿方案	补偿水平	绩效工资所占比重	拨款方式
重庆	社区卫生服务中心、乡镇卫生院	2009 年 10 月（沙坪坝区） 2010 年 8 月（万州区） 2010 年 8 月（忠县）	核定任务、核定收支、绩效考核补助，补偿收支差额，"限封托底"		40%	按月预拨，年终考核结算

（1）浙江省：完善财政补助政策。各地财政、卫生等部门按照《关于完善政府卫生投入政策的意见》（浙财社字〔2009〕247 号）和《关于印发浙江省基层医疗卫生机构财政财务管理暂行办法的通知》（浙财社字〔2010〕78 号）的有关规定，制定出台了具体管理办法，完善基层医疗机构补偿机制，加强财务管理。

（2）吉林省：《关于印发〈吉林省基层医疗卫生机构经费补偿机制改革试点暂行办法〉的通知》指出，基层医疗卫生机构经费补偿机制改革坚持"统筹规划，综合改革；核定收支，考核奖补；明确职责，多头补偿；分级负担，强化管理"的基本原则，实行"核定任务，核定收支，多渠道补偿，考核奖补"的补偿办法。

（3）安徽省：①政府办城市社区卫生服务机构、乡镇卫生院：人员经费和业务经费等运行成本通过服务收费和政府补助补偿，政府补助按照"核定任务、核定收支、绩效考核补助"的办法核定。②行政村卫生室：对一体化管理的行政村卫生室承担的基本公共卫生服务和实行药品零差率给予补助，每 1200 个农业户籍人口每年补助村卫生室 8000 元。

（4）陕西省：根据《陕西省人民政府办公厅关于推行国家基本药物制度的实施意见》，由政府举办的基层医疗卫生机构的基本建设和设备购置等发展建设支出，由县（市、区）政府统筹安排，省市给予一定补助；人员和业务经费等运行成本通过服务收费和政府补助补偿；因药品零差率销售减少的收入由各级政府共同补偿，省市财政通过专项转移支付给予补偿，省级财政承担主要责任。其他医疗卫生机构实施基本药物零差率销售补偿办法由省卫生厅、省财政厅另行制定。《陕西省基层医疗卫生机构经费补偿暂行办法》规定，经常性收支差额由政府按照"核定任务、核定收支、绩效考核补助"核定补助。对所有基层医疗卫生机构，省财政按编制内在职人员每人每月 100 元、离退休人员每人每月 60 元的标准给予补助。对实行药品零差率销售的考核达标村卫生室提供的基本医疗服务，省财政按每个行政村一个卫生室，每年 3000 元的标准给予补助，原则上每个行政村每年补助总额不低于 6000 元。

（5）重庆市：政府举办的乡镇卫生院、社区卫生服务机构为公益性事业单位，运行成本通过服务收费和政府补助补偿，基本建设、设备购置、人员经费及承担公共卫生服务的业务经费由各区县（自治县）财政按照"核定任务、核定收支、绩效考核补助"的办法给予足额补偿，人员工资水平要与当地事业单位工作人员平均工资水平相衔接，提供医疗服务的价格按扣除政府补助后的成本确定。实行药品零差率销售后，药品收入不再作为基层医疗卫生机构经费的补偿渠道，有条件的区县（自治县）可积极探索基层医疗卫生机构收支两条线管理。社会力量举办的基层医疗卫生机构提供公共卫生服务，由政府采取购买服务等方式给予补偿；提供基本医疗服务，采取签订医疗保险定点服务协议等方式，通过基本医疗保险基金等渠道给予补偿。区县（自治县）政府要按绩效考核兑现的方式，对取得乡村医生从业资格且被聘任在村卫生室工作的乡村医生承担公共卫生服务任务给予补助，2009年对乡村医生的补助标准不低于人均每月200元，2010年不低于人均每月300元，2011年不低于人均每月400元。

通过上文分析，各地区在对基层医疗机构综合补偿模式改革中，逐渐形成以政府财政补助为主的经济补偿方式。综合补偿模式主要有以下两个特点：

（1）以绩效考核为基础，对基层机构给予经济补偿：5省（直辖市）样本地区的综合补偿方式在设计和实施上趋于一致，均采取了绩效考核形式，将经济补偿与绩效考核结果相联系。考核内容包括基层医疗机构在公共卫生服务、基本医疗服务、零差率实施、新型农村合作医疗、乡村卫生服务一体化管理、群众满意度等方面的工作情况。绩效考核及其相应的补偿标准由财政部门根据各个基层医疗机构近几年人员编制和业务情况，核定其应该达到的工作量及收支。一般由卫生行政部门按照考核标准，通过查阅资料、实地查看、现场问卷调查等方式，每年对基层医疗机构进行2次集中考核，财政、人事部门对考核结果进行审核。财政补助每月预拨给基层医疗机构，年终根据考核结果确定实际补助额。

（2）医务人员实行绩效工资：除卫生、财政、人事部门对基层医疗机构进行绩效考核外，每个基层机构内部也实施绩效考核。医务人员工资按照政府批准的绩效工资实施方案发放。绩效工资的核定一般参照当地公务员或事业单位人员的平均工资水平，其中50%～70%为基本工资，30%～50%为绩效工资，鼓励医务人员通过提高工作绩效获得更高收入。

这种"财政补助、绩效考核"综合补偿方式，本质上是由财政保障基层医疗机构医务人员的收入，从而保证基本公共卫生服务与基本医疗服务的提供。

（二）基层医疗机构综合补偿模式对于规范医生用药行为的激励分析

为了改变基层医疗机构"以药补医"的补偿机制，在我国实行的基层医疗机构医药卫生体制综合改革的过程中，实行了药品零差率、药品集中招标和医生处方行为规制等改革措施，取消了药品收入的补偿渠道。基层医疗机构原有的药品加成收入不复存在，甚至连药事管理成本也无法收回，因此需要给予合理的经济补偿，以保证机构的正常运转。在基层医机构医药卫生体制综合改革中，对于基层医疗机构运营成本差额开始试点实行综合补偿模式，医务人员必须通过提供优质的基本医疗服务（包括对患者的合理用药）和公共卫生服务，根据卫生行政部门对医疗机构和医务人员的绩效核定，获取相应的补助水平和工资收入。基层医疗机构综合补偿模式对于合理用药的激励机制分析如下（图4-1）：

实行药品零差率政策后，基层医疗机构运营成本收支差额主要通过政府财政投入、医疗保险基金付费和医疗服务收费的交叉补贴进行补偿，并按照不同补偿渠道，分别进行管理。主要的补偿内容主要为药品零差率销售减少的收入。补偿的对象包括政府举办的社区卫生服务中心、乡镇卫生院和实行乡村一体化管理的行政村卫生室。针对药品零加成导致的医生收入减少，有的地区采取财政专项补助进行补偿，有的地区通过政府补助医生工资的形式对社区卫生服务中心和乡镇卫生院医务人员进行弥补。具体而言，对于基层医疗机构补偿的具体方式则是采取"收支两条线"和"绩效工资"相结合的方式。对于基层医疗机构的补助方针是"核定任务、核定收支、绩效考核补助"，此种模式能够对基层医生的医疗服务活动同时产生激励机制和约束机制，主要体现在三个方面：

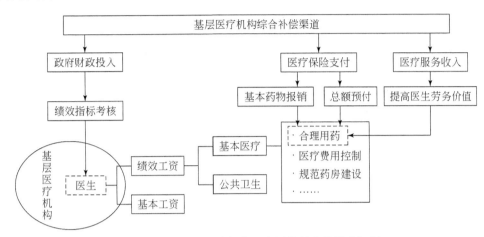

图 4-1 综合补偿模式规范医生用药行为的激励机制

（1）保工资。医疗机构定性为公益性事业单位，医务人员的工资全额补助，工资水平和福利水平参照教师标准，按照人事部门规定的事业单位标准进行拨付，相应的福利包括五险和住房公积金（福利标准因地区而异）。

（2）绩效考核。如果单独实行"收入全额上缴，支出全额下拨"的收支两条线补偿模式，基层医疗机构就可能出现吃"大锅饭"的局面，医生工作数量的多与少，服务质量的好与坏都不会对医生的收入带来影响，因此也无法激励医生的合理用药行为。为了正向激励基层医务人员的工作积极性，基层医疗机构综合补偿模式采取预付和绩效考核相结合的办法对医疗机构进行绩效考核。考核的具体办法是通过核定基层医疗机构基本卫生服务（包括合理用药情况）和公共卫生服务等考核指标的完成情况支付的医生工资，包括一定比例的基本工资（50%～70%）和一定比例的绩效工资（30%～50%）。若基层医疗机构达到绩效考核结果，则财政全额拨付，医疗机构相当于全额拨款事业单位；如果没有完成目标，则影响医疗机构的差额补助和医务人员的工资收入；如果医疗机构优质优量的完成任务，则医生的待遇水平还要优于全额补助事业单位。因此，通过绩效工资的设定来激励基层医生完成包括合理用药等绩效考核目标。

（3）差额补偿。在上述补偿原则下，因实行基本药物零差率等基层医改措施而导致的基层医疗卫生机构核定的经常性收入不足以弥补经常性支出所产生差额，由财政补助，纳入预算，足额安排，同时实行总量控制。

在医保补偿方面，医疗保险基金付费是基层单位提供基本医疗服务所需经费的重要补偿渠道。为了促进合理用药行为，在城市社区和农村地区推广使用基本药物，基本医疗保险和新型农村合作医疗统一实行医疗保险优惠报销政策。将国家基本药物和省增补的非基本药物目录药品全部纳入城镇职工基本医疗保险、城镇居民基本医疗保险和新型农村合作医疗报销范围，国家基本药物和省增补的非基本药物目录药品报销比例应明显高于其他药物（提高 8%～15%的报销比例）。同时在医保基金运行比较成熟的地区，开始采用根据基本药物实行零差率销售后各项医疗保险基金药品费用负担减轻的情况，在确保达到国家规定的医保待遇水平和基金收支平衡的前提下，采取按基层单位门诊量确定定额或按医疗保险基金付费总额确定一定比例等办法，从年度医疗保险基金结余中对基层单位进行补偿。

医疗服务收费补偿。提高医疗服务价格，不仅有助于取消以药品加成对医疗机构成本进行补偿的方式，还能够真正体现基层医疗机构医务人员的劳务价值。如有的地区通过采取扣除政府补助后的服务成本制订医疗服务价格，体现医疗服务合理成本和技术劳务价值。

另外，对于实施乡村一体化管理的行政村卫生室，对于村医承担的实行药品零差率和基本公共卫生服务，按不同的具体方式对村卫生室进行补偿。如安徽按每1200个农业户籍人口每年补助村卫生室8000元。其中，8000元中有3600元以政府购买卫生服务的形式（按人头计算，每人15元均等化服务经费，村医承担建档等服务每人头3元，按1200人计算，合计3600元），考核村卫生室的公共卫生实施情况。其余4400元作为零差率补偿。陕西省对实行药品零差率销售的考核达标村卫生室提供的基本医疗服务，省财政按每个行政村一个卫生室，每年3000元的标准给予补助，原则上每个行政村每年补助总额不低于6000元。

乡村卫生服务一体化管理

一体化管理是指在县级卫生行政部门统一组织领导下，由乡镇卫生院对村卫生室进行规范管理的工作体制。乡镇卫生院通过院办院管等方式，对村卫生室实行"五统一两独立"为基本内容的一体化管理，即对村卫生室的设置、人员、业务、药械、财务进行统一管理，村卫生室的法律责任独立、财务核算独立。村卫生室人员实行按劳分配、按绩计酬的绩效工资制，工作绩效的考核应以服务质量和服务数量为核心。各级卫生行政部门应积极会同有关部门开展村卫生室人员养老保障试点，逐步将村卫生室人员纳入社会保障体系，使其老有所养，稳定村级卫生队伍。乡镇卫生院对村卫生室的用药情况进行监督管理，并指导规范用药。村卫生室全部配备使用国家基本药物目录内的药品，在相关补偿政策保障下，实行药品零差率销售。村卫生室在乡镇卫生院的组织下，接受以县为单位统一招标的药品配送企业的配送服务，严禁擅自从其他渠道购进药品。政府配备给村卫生室的所有医疗器械，由所在地的乡镇卫生院统一验收入库，实行固定资产登记，并及时分发到村卫生室投入使用。村卫生室应确定人员加强器械管理，保证器械正常运行。乡镇卫生院对村卫生室的财务实行专户管理，分室核算。村卫生室应公开医疗服务收费价格和药品价格，实行统一的收费标准和收据，做到收费项目规范、票据齐全，严禁截留、坐支收入资金。

（三）基层医疗机构补偿机制规范医生用药行为的激励费用测算

基层医疗机构补偿机制对于规范医生用药行为和促进合理用药的激励作用主要表现在两个层面上：首先，在医疗机构层面，通过引入不同补偿渠道，替代药品收入对基层医疗机构的补偿作用，能够产生的经济激励作用程度；其次，在医生层面，通过工资支付水平补偿医生因合理用药而导致的药品利润收益，以及通过绩效工资设计降低或者消除医生诱导患者的药品需求。不同的补偿机制能够对规范医生用药行为产生多大程度的激励作用？本书以下部分分析了实施基层医疗机构补偿机制改革前后，不同的补偿模式对于促进服务供方合理用药行为投入的激励费用，以及不同补偿模式对规范医生用药水平的效果。

　　实施基层医疗机构综合改革前，医疗机构的主要补偿模式为收支两条线、差额预算拨款和自收自支的方式。根据上文成本补偿模式激励机制分析，自收自支补偿模式不涉及政府对医疗机构的补偿，补偿机制对规范用药的激励作用主要体现在收支两条线和差额预算拨款两种模式；2009 年开始实施药品零差率政策后，在各地的基层医疗机构补偿实践中，卫生行政部门对因零差率造成的医疗机构收支差额采取两种补偿思路：①财政专项补助的方式，对基层医疗机构药品收支缺口进行全额或一定比例的补助；②开始试点实行基层医疗机构综合补偿模式。具体而言，结合我国各地逐步加大对基层卫生财政投入的背景，基于药品零差率政策的实施，政府通过综合补偿的方式弥补基层医疗机构收支的缺口。综合补偿模式对合理用药的激励机制主要表现在两个方面，一是政府通过提供绩效工资的方式激励医生规范用药，二是在基层医疗机构的收支管理方式中，通过考核医疗机构包括合理用药等基本卫生服务和公共卫生服务的完成情况进行差额拨付。本书此部分对综合补偿模式促进基层医疗机构规范用药产生的激励费用水平进行分析和测算。同时，为了能够准确地评估医疗机构补偿模式对规范医生用药行为的作用，一方面通过剖析各种补偿方式对于促进合理用药的激励强度，另一方面利用"倍差法"的思路，通过比较样本地区药品零差率政策实施前后干预组与对照组，即实施和未实施零差率的基层医疗机构的规范用药的激励费用水平，消除社会经济水平和其他基层医改措施对合理用药水平产生的混杂效果，分析基层医疗机构补偿机制的改革对合理用药激励的实际效果。

　　1. 样本地区基层医疗机构主要补偿方式分布

　　通过对比基层医疗机构综合改革前后医疗机构补偿方式（表 4-5，表 4-6）可以发现，改革之前补偿方式比较单一，主要通过差额预算拨款和收支两条线的方式对基层医疗机构进行补偿，同时存在多家基层医疗机构以自收自支和承包经营方式进行运营，财政不提供药品专项补助。在进行基层医疗机构综合改革之后，在实施药品零差率政策的地区，对于因实行零差率而造成的医疗机构收支差额，通过财政专项补助或综合补偿方式进行弥补；未实施药品零差率政策的地区，基层医疗机构补偿方式仍以差额预算拨款的方式为主。具体而言，表 4-5 显示了在调查的全国 83 家基层医疗机构中，在实行药品零差率政策之前（2007 年），有 15 家基层医疗机构通过收支两条线的方式进行管理（18.07%）；51 家基层医疗机构按差额预算拨款方式进行补偿（61.45%）；17 家基层医疗机构则通过自收自支的方式进行管理（20.48%）。在实行药品零差率政策之后（2010 年），有 60 家基层医疗机构执行了药品零差率（表 4-6）。其中，34 家基层医疗机构实施了财政专项补助（56.67%），25 家基层医疗机构按综合补偿模式进行补偿（41.67%），另外，1 家执行了药品零差率的基层医疗机构通过自收自支方式进行补偿（1.67%）；在未实施药品零差率的 23 个基层医疗，主要通过收支两条线（3 个，13.04%）、差额预算拨款（16 个，69.57%）和自收自支方式（4 个，17.39%）进行补偿。

表 4-5　2007 年样本地区基层医疗机构收支补偿方式

药品补偿方式	机构数	比例
收支两条线	15	18.07%
差额预算拨款	51	61.45%
自收自支补偿	17	20.48%
合计	83	100.00%

表 4-6　2010 年样本地区基层医疗机构收支补偿方式

药品补偿方式	实施零差率地区		未实施零差率地区	
	机构数	比例	机构数	比例
财政专项补助	34	56.67%	0	0.00%
综合补偿模式	25	41.67%	0	0.00%
收支两条线	0	0.00%	3	13.04%
差额预算拨款	0	0.00%	16	69.57%
自收自支补偿	1	1.67%	4	17.39%
合计	60	100.00%	23	100.00%

2. 基层医疗机构补偿机制对规范用药的激励费用测算口径

药品收入是基层医疗机构收入和补偿机构运营成本的重要来源，但同时也产生了医疗机构对药品收入过分依赖的现象，导致了不合理用药的问题。采取不同的医疗机构补偿机制，替代或者取消药品收入对于医疗机构补偿的作用，激励基层医生根据患者的疾病诊断和临床指征规范用药。根据本章上文对不同医疗机构补偿模式的激励机制分析（表4-2），各种补偿方式由于机制设计的不同，而产生的激励医生合理用药的补偿费用和效果亦不相同。

（1）收支两条线的激励费用测算：基层医疗机构按收支两条线进行补偿对于规范合理用药的激励费用，包括上级卫生行政部门在医疗机构的考核拨款和医保补助及医疗机构医务人员的工资支出。收支两条线补偿方式不存在药品合理使用的专项拨付，因此，对于收支两条线对合理用药的激励费用测算，综合考虑医疗机构的上级财政补助收入和门诊药品收入占医疗机构总收入的比例获得。

公式：基层医疗机构收支两条线规范用药激励费用=∑上级财政考核拨付×门诊药品收入/医疗机构总收入+∑在岗医疗服务人员经费

（2）差额预算拨款的激励费用测算：基层医疗机构按差额预算拨款进行补偿对于规范合理用药的激励费用，包括上级卫生行政部门对基层医疗机构进销差额的全部或部分返还及医疗机构医务人员的工资支出。此处假定上级卫生行政部门对基层医疗机构进销差额全部返还。

公式：基层医疗机构差额预算拨款规范用药激励费用=∑医疗机构药品进销差额+∑在岗医疗服务人员经费

（3）零差率财政专项补助的激励费用测算：基层医疗机构按财政专项补助对于规范合理用药的激励费用，包括实施零差率的财政专项补助和医疗机构医务人员的工资支出。对于财政专项补助，根据当地卫生行政部门对基层医疗机构具体实际补助方式分别计算后累加，其中：①对于按定额补助方式进行补偿的基层医疗机构，直接累加计算；②对于按药品销售金额的一定比例进行补助的医疗机构，按医疗机构的药品收入乘以补助比例后进行累加；③对于按"其他标准"进行补偿的医疗机构，根据因药品收支差额引起的基层医疗机构亏损部分进行合理补偿。

公式：基层医疗机构财政专项补助规范用药激励费用=∑定额补助额度（if 医疗机构按定额补助方式）+∑财政补助比例*医疗机构药品收入（if 医疗机构按药品销售收入比例）+∑（药品支出-药品收入）（if 医疗机构按"其他标准补偿"）+∑在岗医疗服务人员经费

（4）综合补偿模式的激励费用测算：基层医疗机构按综合补偿模式对于规范合理用药的激励费用，包括实施零差率后政府对因药品收支差额引起的基层医疗机构亏损进行补偿及医疗机构医务人员的工资支出。

公式：基层医疗机构综合补偿模式规范用药激励费用=∑（药品支出-药品收入）+∑在岗医疗服务人员经费

最后，规范合理用药的激励费用=∑不同基层医疗机构补偿方式下激励规范用药的费用水平

3. 补偿机制规范用药的激励费用测算结果

根据上文补偿机制对规范合理用药的激励费用测算口径，计算每基层医疗机构合理用药激励费用，结果如表 4-7，表 4-8 所示。其中，2007 年虽尚未实行药品零差率政策，按照倍差法计算"干预组和对照组干预前后差值之差值"的测算思路，以 2010 年医疗机构是否执行了药品零差率政策，将 2007 年的基层医疗机构划分为实施零差率政策的基层医疗机构和未实施零差率政策的基层医疗机构。

表 4-7 2007 年基层医疗机构不同补偿模式对合理用药的激励费用测算

药品补偿方式	实施零差率的医疗机构			未实施零差率的医疗机构		
	药品补助（万元）	人员工资（万元）	激励费用（万元）	药品补助（万元）	人员工资（万元）	激励费用（万元）
收支两条线	3.84	1.24	5.08	3.61	0.00	3.61
差额预算拨款	4.61	3.67	8.28	3.70	1.63	5.33
均数	4.40	3.01	7.41	3.69	1.45	5.14

表4-8　2010年基层医疗机构不同补偿模式对合理用药的激励费用测算

药品补偿方式	实施零差率的医疗机构			未实施零差率的医疗机构		
	药品补助 （万元）	人员工资 （万元）	激励费用 （万元）	药品补助 （万元）	人员工资 （万元）	激励费用 （万元）
财政专项补助	48.32	59.10	107.43	—	—	—
综合补偿	21.08	130.10	151.18	—	—	—
收支两条线	—	—	—	10.00	23.81	33.81
差额预算拨款	—	—	—	7.05	16.16	23.21
均数	36.78	89.19	125.97	7.52	17.37	24.89

对比实施药品零差率和未实行零差率的基层医疗机构，我们可以发现，在2007年未实行药品零差率前，不同补偿模式对规范基层医疗机构的合理用药的激励程度都很低，不同基层医疗机构合理用药激励费用变化不大，大概为每医疗机构5万～8万元。这主要是由于实施药品零差率政策之前，我国基层医疗机构的补偿模式，主要是收支两条线和差额预算拨款的方式，对服务供方的用药规范行为不存在专门的激励机制设计，或者如自收自支的补偿方式，就没有激励供方进行药品成本节约努力的激励机制设计。

实施药品零差率政策之后，针对可能出现的药品加成减少而不能弥补基层医疗机构运营成本的情况，政府在实施零差率政策的地区，通过财政专项补助和综合补偿模式对医疗机构的运营成本进行补偿。与未实施零差率的医疗机构相比，已实施的医疗机构激励费用的水平得到明显上升。按财政专项补助的方式，每基层医疗机构激励合理用药的费用为107.43万元；按综合补偿模式，每医疗机构的激励费用为151.18万元。从激励费用构成上看，财政专项补助侧重于药品补助，但同时也注重对医务人员收入的激励；而从综合模式上看，由于此种模式不存在对合理用药行为专门的激励设计，而是通过医务人员绩效工资的激励设计来控制医生的过度用药行为。因此，综合补偿模式对合理用药的激励费用主要体现在医生的工资收入上。

对比2007年和2010年激励费用变化情况。首先，在未实行药品零差率的医疗机构中，每基层医疗机构药品补助的激励费用变化不大，人员工资支出变化较为明显，可能与当前实行基层医疗机构的"以奖代补"和绩效工资政策有关，提高了基层医生的收入水平；而在实施了零差率的基层医疗机构，合理用药的激励费用变化是十分明显的，这也体现了基层医疗机构综合改革对医疗机构补偿力度的加大。从药品补助，即实行零差率后的补助来看，激励费用水平从2007年的4.40万元上涨到2010年的36.78万元；而对基层医疗机构医务人员工资的补助水平则更为明显，从2007年的3.01万元上涨到2010年的89.19万元；而总体上，激励费用也从2007年的7.41万元上涨到2010年的125.97万元。从激励费用的构成和水平上看，实施基层医疗机构综合改革主要是通过增强绩效工资的效应以期改变基层医生用药行为。

为了更加清晰地反映实施基层医疗机构改革，通过补偿机制的转变，对于促进基层医疗机构用药行为的激励作用，利用倍差法（D-in-D）进一步分析为了促进合理用药的激励费用。通过分别比较实施和未实施零差率地区每基层医疗机构规范用药的激励费用变化，然后将实施与未实施地区的变化结果进行对比。结果发现（表 4-9），从 2007～2010 年，零差率政策对于合理用药的激励费用每基层医疗机构实际增加了 98.81 万元；其中，因实行药品零加成而对每基层医疗机构增加补助为 28.55 万元，为促进合理用药而实行的绩效工资每基层医疗机构增长了 70.26 万元。

表 4-9 基层医疗机构激励合理用药的费用水平比较

	2007 年（万元）	2010 年（万元）	△（2010 年-2007 年）（万元）
激励费用			
实施	7.41	125.97	118.56
未实施	5.14	24.89	19.75
△（实施）-△（未实施）			98.81
零差率补助费用			
实施	4.40	36.78	32.38
未实施	3.69	7.52	3.83
△（实施）-△（未实施）			28.55
人员工资			
实施	3.01	89.19	86.18
未实施	1.45	17.37	15.92
△（实施）-△（未实施）			70.26

（四）不同激励强度的费用水平对促进合理用药水平的效果分析

上文分析了基层医疗机构实行综合改革和药品零差率政策后，医疗机构补助对于促进合理用药的激励费用，在其激励机制作用下，基层医疗机构规范合理用药的效果究竟如何？下文分析了改革前后不同补偿模式的变更对于门诊处方的用药水平和结构变化的影响（表4-10，表 4-11）。

为了进一步明晰补偿机制及其激励费用水平的变化对于促进基层医疗机构合理用药水平效果的变化，以药品零差率政策实施前后补偿方式发生变化的基层医疗机构作为干预组（按转变为财政专项补助和转变为综合补偿模式两种情况分别讨论），对照组为改革前后补偿方式未改变的基层医疗机构，采用倍差法分析思路，比较补偿方式改变对于促进合理用药的实际效果，即净效应。同时，为了排除其他混杂因素给结果可能带来的影响，将医疗机构所在地区的经济水平变量（地区人均 GDP 水平）和医疗机构的规模（医疗机构年门急诊人次）作为模型控制变量，保证干预组和对照组的可比性。

1. 财政专项补助规范基层医疗机构合理用药的净效应

首先，分析财政专项补助的方式对于促进基层医疗机构合理用药的效果。根据表 4-6，选择实施零差率政策后，以财政专项补助作为补偿手段的 34 家基层医疗机构作为干预组；选择未实施零差率地区，仍沿用原来补偿方式的 23 家基层医疗机构作为对照组，通过评价医疗机构每门诊处方西药、中成药、抗生素类药品的使用情况，分析财政专项补助促进合理用药效果的净效应。

分析结果发现（表 4-10），实施药品零差率后通过财政专项补助的方式补偿医疗机构运营成本缺口，对于促进基层医疗机构规范用药行为具有一定效果，从结果上看，医疗机构的门诊处方联用抗菌药比例下降了 7.09%，针剂使用率和单张处方针剂数分别下降了 11.57% 和 0.34 种，输液使用率下降了 8.93%，激素使用率的下降幅度很小，降低了 0.55%，每门诊处方中西药品种数亦下降了 0.33 种。同时，基层医生开始注重中成药的使用，每门诊处方中成药品种数和中成药使用率分别增加了 0.29 种和 11.27%。另外，抗菌药的规范使用效果仍然不佳，处方中抗菌药使用比例增长了 7.40%。

表 4-10　财政专项补助规范基层医疗机构合理用药效果

	2007 年	2010 年	Δ（2010 年-2007 年）
抗菌药使用比例			
实施	55.03%	51.06%	−3.97%
未实施	63.61%	52.24%	−11.37%
Δ（实施）−Δ（未实施）			7.40%（0.08）*
抗菌药品种数			
实施	0.79	0.67	−0.11
未实施	0.80	0.70	−0.10
Δ（实施）−Δ（未实施）			−0.01（0.13）
联用抗菌药比例			
实施	20.71%	14.53%	−6.18%
未实施	13.91%	14.82%	0.91%
Δ（实施）−Δ（未实施）			−7.09%（0.05）
针剂使用率			
实施	45.24%	37.00%	−8.24%
未实施	44.70%	48.03%	3.34%
Δ（实施）−Δ（未实施）			−11.57%（0.09）
平均针剂数			
实施	0.98	1.08	0.10
未实施	1.21	1.65	0.44
Δ（实施）−Δ（未实施）			−0.34（0.32）

续表

	2007 年	2010 年	Δ（2010 年-2007 年）
输液使用率			
实施	32.64%	29.50%	-3.14%
未实施	30.04%	35.83%	5.79%
Δ（实施）-Δ（未实施）			-8.93%（0.08）
激素使用率			
实施	12.83%	8.24%	-4.60%
未实施	18.26%	14.21%	-4.05%
Δ（实施）-Δ（未实施）			-0.55%（0.05）
中成药品种数			
实施	0.52	0.65	0.13
未实施	0.93	0.77	-0.16
Δ（实施）-Δ（未实施）			0.29（0.35）
中成药使用率			
实施	33.58%	42.76%	9.19%
未实施	43.35%	41.27%	-2.08%
Δ（实施）-Δ（未实施）			11.27%（0.07）
西药品种数			
实施	3.14	2.69	-0.44
未实施	3.35	3.23	-0.11
Δ（实施）-Δ（未实施）			-0.33（0.47）

*括号内为标准差，表 4-11 同

2. 综合补偿模式规范基层医疗机构合理用药的净效应

其次，分析综合补偿模式对于促进基层医疗机构合理用药的效果。根据表 4-6，选择实施零差率政策后，以综合补偿模式作为补偿手段的 25 家基层医疗机构作为干预组；选择未实施零差率地区，仍沿用原来补偿方式的 23 家基层医疗机构作为对照组，通过评价医疗机构每门诊处方西药、中成药、抗生素类药品的使用情况，分析综合补偿模式促进合理用药效果的净效应。

分析结果表明（表 4-11），实施药品零差率后通过综合补偿模式补偿医疗机构的收支差额，虽然在一些类别药品使用上，医生用药处方有所规范，但总体效果并不理想。从结果上看，在促进合理用药方面，实行综合补偿的基层医疗机构的每门诊处方中，平均针剂数、输液使用率和西药品种数方面，分别下降了 0.38 种、4.54% 和 0.18 种，联用抗菌药比例的情况下降幅度很小，只有 0.62%，门诊处方中成药使用情况有所上升，中成药品种数和中成药使用率分别增加了 0.25 种和 7.85%，抗菌药使用情况仍不容乐观，每门诊处方中抗菌药使用比例和抗菌药品种数分别上升了 15.79%和 0.13。另外，从不合理用药的下降幅度上看，与按财政专项补助的方式相比，综合补偿模式的规范基层医疗机构合理用药的效果不如后者。同时鉴于综合补偿模式下每家医疗机构激励费用高于实行财政专项补助的医疗机构（表 4-8），因此综合补偿模式激励基层医疗机构规范用药行为的效果不及财政专项补助的激励效果。

表 4-11　综合补偿模式规范基层医疗机构合理用药效果

	2007 年	2010 年	Δ（2010 年-2007 年）
抗菌药使用比例			
实施	50.54%	54.96%	4.42%
未实施	63.61%	52.24%	-11.37%
Δ（实施）-Δ（未实施）			15.79%（0.08）
抗菌药品种数			
实施	0.66	0.69	0.03
未实施	0.80	0.70	-0.10
Δ（实施）-Δ（未实施）			0.13（0.13）
联用抗菌药比例			
实施	12.27%	12.56%	0.29%
未实施	13.91%	14.82%	0.91%
Δ（实施）-Δ（未实施）			-0.62%（0.05）
针剂使用率			
实施	34.07%	38.20%	4.13%
未实施	44.70%	48.03%	3.34%
Δ（实施）-Δ（未实施）			0.80%（0.09）
平均针剂数			
实施	0.82	0.88	0.06
未实施	1.21	1.65	0.44
Δ（实施）-Δ（未实施）			-0.38（0.34）
输液使用率			
实施	23.16%	24.40%	1.24%
未实施	30.04%	35.83%	5.79%
Δ（实施）-Δ（未实施）			-4.54%（0.08）

续表

	2007 年	2010 年	Δ（2010 年-2007 年）
激素使用率			
实施	13.85%	13.64%	-0.21%
未实施	18.26%	14.21%	-4.05%
Δ（实施）-Δ（未实施）			3.84%（0.06）
中成药品种数			
实施	0.66	0.75	0.09
未实施	0.93	0.77	-0.16
Δ（实施）-Δ（未实施）			0.25（0.39）
中成药使用率			
实施	47.55%	53.32%	5.77%
未实施	43.35%	41.27%	-2.08%
Δ（实施）-Δ（未实施）			7.85%（0.08）
西药品种数			
实施	2.66	2.37	-0.29
未实施	3.35	3.23	-0.11
Δ（实施）-Δ（未实施）			-0.18（0.57）

三、讨论与小结

　　基于规范合理用药的视角，本章介绍我国基层医疗机构主要补偿机制，并对各种补偿机制促进合理用药的激励机制进行分析。在对我国基层医疗机构综合补偿现况介绍的基础上，分析了综合补偿下医务人员绩效工资改革对用药行为可能产生的影响。通过对不同补偿模式对合理用药激励费用测算和合理用药的效果分析，发现综合补偿模式并不能产生最佳的合理用药结果，分析这可能是由于综合补偿模式针对性较弱且财政专项补偿激励效果较好所致，同时还可能与绩效工资设计并不能够产生足够的内部激励效果有关。

（一）医疗机构投入补偿机制与合理用药的关系

　　由于长期以来政府财政投入的相对不足，基层医疗机构通过药品和医疗收入补偿机构的运营成本和维持医疗机构的正常运行。随着医疗服务生产要素成本不断增加和医疗服务低价的政策规定，不合理的补偿机制导致"过度医疗"、"大处方"等不合理用药现象的发生。因此，通过财政或医保方对医疗机构进行补偿实质上是为了弥补卫生服务供方在提供医疗服务过程中的资源消耗，其目的在于通过多渠道补偿方式，替代医疗机构"以药补医"的补偿机制，改变医生不合理用药的行为。然而，由于补偿方对药品成本信息无法明确掌握，以及基于具体补偿方式所形成经济激励不同，导致卫生服务供方可能出现服务提供过度或服务提供不足的问题，不合理的补偿机制反而可能促进了医生不合理用药行为。

因此，政府在对医疗机构进行补偿时，除了作为弥补卫生资源消耗的职能，在补偿的机制设计时，还注意在补偿过程中不能形成卫生服务对药品过度利用的负向经济激励。从设计意图上而言，主要是通过分离医疗机构收入与药品收入的利益链条，或者设计医疗机构可得收益的最高上限的方式达到目的，如通过收支两条线或医保总额预付的方式。但是，此类补偿机制又可能降低医生服务的积极性，导致药品供给不足的不合理用药现象，本质上是因为在补偿机制设计时没有形成正确的规范医生用药行为的激励方式引起的。

基于此，在补偿机制设计时既不能对供方过度激励导致医生对服务数量和经济效益的过度追求，也不能因激励不足而导致医生工作懈怠。为了解决这一"两难"问题，可以通过激励相容的视角，形成基于供方医疗服务的质量和效率水平（包括合理用药水平）的相机补偿机制。在设计过程中，既要在核定基层医疗机构合理服务范围内的工作量进行补偿，又要根据医生的工作绩效，包括用药水平的高低和合理程度等进行补偿，形成不同医生间收入的合理差距，引入竞争机制，通过绩效补偿机制的设计促进基层医疗机构的合理用药水平。

（二）我国基层医疗机构绩效考核下的医疗机构补偿和医务人员的绩效工资

药品零差率政策的实施触发了我国基层医疗机构经济补偿和绩效考核的综合改革。由于部分地区的地方财政无法全额补助零差率实施后基层医疗机构减少的药品收入，同时零差率政策并不能保证医疗机构的合理用药行为，因此在考核服务供方用药水平等医疗服务工作质量的基础上，对基层医疗机构采取综合补偿的方式，即能够缓解药品收入减少带来的医疗机构收支缺口，又能促进医生的合理用水平。一方面在医疗机构水平，对基层医疗机构包括合理用药水平在内药品零差率、基本医疗服务、公共卫生服务、群众满意度在内的内容作为考核内容，将基层医疗机构的经济补偿与绩效考核结果相联系。财政补助每月预拨给基层医疗机构，年终根据考核结果确定实际补助额。另一方面，基层医疗机构内部同样实行绩效考核，医务人员工资根据当地政府批准的绩效工资方案发放，其中50%～70%为基本工资，30%～50%为绩效工资，鼓励医务人员通过规范用药行为等工作绩效获得更高收入。这种医疗机构补偿机制也是各级财政部门比较认可的基层医疗机构补偿机制改革的方向，不仅可以减少因药品加成取消而造成的机构收支差额，而且如果绩效工资设计得当，可以在不同医生间形成良好的竞争环境，促进合理用药不平。

（三）我国基层医疗机构药品零差率综合补偿和财政专项补助效果差异分析

实施基层医疗机构综合改革后，围绕"药品零差率如何补偿"的问题，我国各地开始实施因地制宜的补偿方式。总体上可以分为专项补偿方式和综合补偿方式。其中，专项补偿方式是指对实施基本药物零差率后药品收入减少的部分给予针对性的经济补偿，补偿款项用于弥补药品收入和医生药品收入获益的减少。考虑到零差率实施的可接受性，政府对基层医疗机构药品收入的减少给予针对性的补偿，从而实现新旧制度的平稳过渡。因此，专项补偿是作为过渡性措施而被采用。综合补偿方式则是指不直接对零差率后减少的药品收入给予补偿，而是在实施零差率后对基层医疗机构的经济补偿方式实施综合改革，即核定基层医疗机构承担的工作任务和业务收支，在绩效考核的基础上进行经济补偿。在综合补偿方式下，基层医疗机构原有的依靠药品加成收入获得经济收入的模式被彻底改变，基层医疗机构的工作重心导向为提供优质的基本公共卫生服务和基本医疗服务，以获得相应的财政补助。从政策设计的角度看，综合补偿方式是今后基层医疗机构补偿改革的主体方向。

但是，本章通过对实施不同补偿方式的基层医疗机构的用药行为进行分析，结果表明综合补偿方式对基层医生规范用药的激励效果不如财政专项的实施效果。这可能是政策实施初期，综合补偿方式的实施效果具有滞后性，或者是因为综合补偿方式考核内容覆盖基本医疗服务、公共卫生服务、患者满意度等多个方面，因此对合理用药水平针对性激励性程度则比较弱有关。另外，课题组在现场调查时发现，综合补偿方式中绩效考核设计是否合理，会对基层医疗机构规范用药行为产生重要影响。一方面，我们在调查中发现，虽然在基层医疗机构综合改革中实行了人员分流，但是医疗机构现有编制仍然不足，在调研的5省市中，2008～2010年在岗职工中编制人员所占比例均未超过70%，而且其中3个省份编制人员比例还呈现下降趋势。而由此造成的影响则是财政和人事部门为制订绩效考核标准核定人员时，通常按照千人口医务人员的配置标准来计算，或在现有编制数上适量增加。由于千人口医务人员配置标准水平偏低，现有编制数更是严重不足甚至在部分卫生院还沿用20年前的编制水平，总体而言核定的人员编制数都远低于在岗职工人数。人员编制核定偏低，导致基于编制的一系列补助标准核定都低于实际水平，必然进一步影响到激励基层医疗机构合理用药的程度。另一方面，财政部门测算绩效考核补助的第二步是核算基层医疗机构的收入和支出。由于核定的人员编制数偏低，基于编制数测算的机构收入和支出也将处于偏低水平。在部分样本地区，对收入和支出的核算采用"双重标准"，即按在职职工人数核定收入，按编制人数核定支出，这样导致核定的收入肯定大于支出。在财政托底补助差额的情况下，财政不会对这些"收大于支"的单位给予补助，从而导致基层医疗机构所能获得的财政补助不足。换言之，用编制人数获得的财政补助分摊到所有在职人员，即便每个编制的补助是足额按时拨付的，全部职工也无法获得核定的收入水平。因此，由于绩效考核设计不当并由此导致补助水平偏低，使得综合补偿方式不能很好地发挥对基层医疗机构规范用药的激励作用。

（四）基层医疗机构绩效工资设计的激励作用

相对于基层医疗机构绩效考核补助设计不合理的问题，基层医生绩效工资的设计优劣可能会对规范用药行为产生更为直接的影响。对医生的绩效考核是考察基层医生完成既定工作任务的情况，根据考核情况支付绩效工资，其目的是起到调动工作积极性的作用。然而，我们在调查中发现，一些地区由于考核制度设计上的缺陷，导致结果适得其反。

首先，绩效考核的标准重数量轻质量，未体现服务质量的差异性。目前，无论是对基层医疗机构的绩效考核还是机构对内部医务人员的考核，均主要是评判机构或个人是否达到既定的工作量，对于服务质量的关注比较少，尤其是对于基本医疗服务的质量缺乏客观的判断依据。这也是导致在药品零加成情况下，药品规范使用效果不佳的原因之一。

其次，绩效工资的比重设计不当。在绩效考核改革之前，医务人员的绩效可以通过奖金来体现，奖金在总收入中所占比重甚至超过了基本工资。实施绩效考核后，在大多数样本省的绩效工资仅占小部分，6 成以上的收入来自于与绩效不相关的基本工资。总体收入水平的下降和较低比例的绩效工资，不能对医生的工作积极性和合理用药产生有效激励，从而没有实现绩效工资设计的初衷。

参 考 文 献

陈文. 2010. 松江区公立医院投入补偿机制改革的研究 [R]. 上海：复旦大学公共卫生学院.

陈文. 2011. 国家基本药物制度实施现状的评估专题研究 [R]. 上海：复旦大学公共卫生学院.

鄂琼，厉传琳，陈英耀. 2007. 公立医疗机构公益性淡化的根源分析 [J]. 中国卫生资源，10（6）：279-280.

管勇. 2008. 试论完善公立医院的补偿机制 [J]. 中国卫生资源，2（11）：54-55.

金春林. 2005. 公立医疗机构补偿机制改革的思考 [J]. 中国卫生资源，8（6）：265-266.

刘军民. 2008. 公立医院补偿的财政视角 [J]. 中国卫生，（5）：13-14.

任益炯，张鹭鹭，马玉琴. 2007. 医院补偿机制的主要问题及相关政策分析 [J]. 中国卫生资源，10（2）：58-60.

郑小华，胡锦梁，蒋超. 2009. 公立医院财政补偿机制研究 [J]. 卫生政策循证研究网络研讨会引导发言材料，（11）：2.

第五章　混合支付方式构建策略与规范用药实证分析

从补偿的角度看，政府财政投入和医疗保险资金投入已经成为医院补偿和医生收入的重要来源；从支付的角度看，支付方式不仅是向医生提供报酬的过程，而且在补偿机制中起到资源流动阀门的作用；从合理用药的角度看，选择不同的支付方式可以对基层医疗机构的医生行为产生不同的激励机制和经济风险，影响医生治疗方案的选择和用药决策，改变给药的数量、质量和效率，进而对基层医疗机构的运营成本和费用支出结构与水平产生影响。但是任何单一的支付方式都不免有其局限性，或者由支付方承担经济风险而忽视供方的行为制约，或者将经济风险转嫁供方而忽略其风险承受能力，而作为理性人的医生在面临不同程度经济风险情况下可以采取不同的信息寻租行为进行风险规避。因此，应当联合采用多种支付方式，弥补每种方式自身的不足，同时又发挥其各自优势。鉴于对卫生服务供方行为的潜在影响，在支付方式进行机制设计时，需要考虑以下两个方面的因素：①卫生服务提供的数量和质量，包括医生提供服务和药品的适度数量和质量保障；②医生对病情异质患者的选择，能够有效降低医生的经济风险，使得风险选择达到最小化。因此，本章通过解构支付方式设计的要素，分析支付方式的激励作用和风险分担机制对医生用药决策的影响，以及医生可能产生的应对机制。在此基础上，对于混合支付方式的构建策略进行理论研究，并通过 N 省的支付方式准实验研究进行混合支付方式的案例分析。

一、支付方式机制设计的理论基础

医疗保险作为第三方购买卫生服务，由医保方支付医疗费用改变了传统的医患双向付费关系，使得服务购买的利益相关者的关系和行为更加复杂。对于医疗保险的"支付方式"的定义可以理解为"向健康服务的提供者给付报酬的方法"，同时要强调不同的方法对服务提供者产生不同的激励。国内外研究者认为，不同支付方式对医疗服务提供者产生不同的经济诱因，对供方的行为和医疗服务的质量产生着重要影响。从支付方式的设计视角，其构成要素是如何对卫生服务供方产生激励；支付方式的财务风险是如何产生并在供需方之间转移的；在不同的历史阶段，基于医疗技术的进步和社会需求的变化，支付方式又是如何演变的。

（一）支付方式的机制设计

支付方式的设计目的在于使得卫生服务供方同时激励和约束机制，即医生的经济激励和风险分担的程度，因此，在构建支付方式机制设计的要素时，必须要考虑对医生的激励约束作用。支付方式机制设计时考虑的核心要素包括三个方面：①付费单元；②支付水平；③结算节点。

1. 确定付费单元

付费单元是指将卫生服务划分为边界相对清晰的单元，使之成为可以量化的独立的"产品"，并由此进一步确定其支付价格。医保支付方向卫生服务提供者进行费用支付前，首先需要考虑的问题是如何确定支付的单元，即以此单元为标准衡量卫生服务提供者提供了多少单位的医疗服务量。不同支付方式的付费单元各不相同，在付费单元中最小的单位可以是每一个具体的医疗服务活动，将一组或一系列医疗服务活动组合起来，称之为服务组合。

支付方式与付费单元紧密相联，如按项目付费的服务单元是医生每一项医疗服务活动，例如，在诊疗活动中，每一项检查或一次手术记为一个服务项目；以工资形式对医生进行支付的服务单元即医生的工作时间；按床日付费的服务单元是住院天数；按人头付费的服务单元是患者数。卫生服务的付费单元范围的确定将会影响卫生服务的总供给、效率和质量。这是因为付费单元的组合程度越高，其支付的水平也相应提高，服务成本变化也越大，而与服务价格的差别可能也就越大，医生面临的风险也就越高，从而对服务行为、数量和质量产生影响。例如，付费单元可以是每项具体的服务项目，如检查、药品、手术等，也可以将这些具体服务项目组合支付，如按人头付费或按床日付费等。当对卫生服务项目组合支付时，医生更有效率，但可能存在某些服务或药品提供不足的问题。每种支付方式的付费单元的集中度是不同的，按项目付费下的服务提供单元是最分散的，医生需要考虑每一项服务，这也为医生提供了较多的寻租空间；按床日付费、按病种支付和按服务单元付费较为集中；按人头付费的集中度最高，覆盖了一段时期内对一个患者的所有服务。

2. 设定支付水平

在确定付费单元后，需要设定支付方式的支付水平，即付费单元的付费率。不合理的支付水平会对供方产生不同的寻租动机，如果支付水平设置过低，会影响医生服务提供的质量；如果设置水平过高，医生能够获得可观的收益，卫生资源的使用效率则会降低，卫生费用则会过快增长。另外，过高的获益还可能导致医生诱导需求。

（1）支付水平的确定时间：按照支付水平的确定时间可以将支付水平分为事前确定和事后确定两种方式，指的是对医生提供的某项服务或服务包支付的费用额度是预先设定还是事后确定的。①事先确定指根据某种支付方式，将一些医疗服务进行组合，并预先设定支付金额，以及如果没有满足某些服务标准而对医生采取的处理方式。事前确定将经济风险从支付方转移到供方。②事后确定指根据医生的服务费用事后确定支付的水平，支付方将承担所有的经济风险。

（2）设定支付水平的参考依据：支付水平的设定可以由支付方独立设置固定额度，也可以通过与医疗机构进行协商谈判的形式来确定。对于支付方而言，设定支付水平需要考虑的是如何制定一个最适宜的标准，鼓励医生提供适宜的、具有成本效果的诊疗服务，使得支付水平既不会过高而导致过度服务，又不会因过低而导致服务提供不足。无论选择何种具体的支付水平设定方法，都与供方的成本信息有直接或间接的联系，因此，成本测算及信息利用十分重要。不同国家和地区对于医疗服务成本测算有不同的具体方法。在一些发达国家，如澳大利亚、美国，采用信息密集型方法测算成本；在一些中低收入国家，成本、服务提供量、患者特征信息不足成为支付水平设定最大制约因素。在成本信息缺失情况下，产生了通过参考价格水平或与供方协商谈判的方式设置支付水平的方法。常见的支付水平设定的参考依据包括医疗服务价格、医疗服务成本、基于历史数据、协商谈判法和竞争性竞标法。

1）医疗服务价格：根据医疗服务的价格设置支付水平是一种常见的方法。很多实行按项目付费的国家和地区都曾通过实证研究和考察的方式设定医疗服务的支付水平。基于价格进行支付水平的设定的一个重要前提假设是医疗服务市场是完全竞争的，因此价格水平能够反映某项医疗服务和药品的成本。然而实际上由于存在信息不对称、垄断等因素的存在，价格并不能恰当地反映医疗服务的真实成本信息，反而给医生带来了寻租的可能。

2）医疗服务成本：由于通过医疗服务价格水平并不能反映其成本，有的国家或地区则直接通过医疗服务成本来决定医疗服务的支付水平。而由此带来的难处在于成本核算的难题：不同地区的不同卫生服务提供者对于同一项医疗服务涵盖的服务项目不尽相同，成本的评估方法也不同。那么，支付方测算的成本包括哪些服务项目才是合理的？测算范围有哪些？可能存在更大的问题是支付方如何获取医疗服务成本的真实信息。

3）基于历史数据：基于医疗服务成本核算是十分困难的，尤其是一个国家或地区尚未建立一套完善的成本核算体系时。因此，部分成本的核算是基于当地历史数据进行测算的。以 DRGs 支付水平为例，在 DRGs 分组的基础上，每个 DRGs 分组都有一个对应的支付标准。在 DRGs 分组原则制定好之后，收集大量的历史数据进行支付标准的计算，利用适当的模型进行费用预测后，确定每个 DRGs 分组的支付水平。又如按条目预算或总额预付进行拨款的医疗机构，通常根据往年的拨款金额为基础设定预算额度。

4）协商谈判法：由于基于医疗服务的价格或成本设定支付水平存在困难或缺陷。一些医保方通过协商的方式与医疗机构讨论合适的支付水平，参考的标准则是以同类别医院中的最低医疗服务成本或慈善医院的价格水平作为参照对象。德国是通过协商谈判法设定支付水平比较成功的一个国家，他们由患者、投保人和纳税人组成的团体直接与医疗机构进行协商，设定支付水平，政府和医保方不得干预谈判过程。

5）竞争性竞标法：由于医疗服务服务市场不完全竞争，价格不能反映医疗成本的真实信息。因此，医保方通过招标竞拍的方式可以获得最接近成本的价格信息，以此作为医疗服务的支付水平。当然，此种方法的实际操作存在困难。首先，医疗机构会反对，因为效率低的医院会被淘汰；其次，招标流程必须要细心设计，防止医疗机构合谋。

因此，支付水平的合理设定是一项争论较大的工作，因为很难找到客观的标准体现医生合理的劳动收入。也正是基于此，很多国家和地区开始放弃按项目付费方式，这是因为很难针对大量的服务项目一一设定支付水平。通过按人头付费或总额预付的方式或可以成为降低设置支付水平的困难的一种选择。

3. 结算节点

结算的节点即结算发生的时间，是在医疗服务提供前还是在服务提供后，即预付或后付。

（1）事前结算：指实际支付结算时间点在服务提供之前。对于预先设定的支付标准，实际支付可能发生在服务提供之前，也可能发生在服务提供之后，实际支付发生在服务提供之前为预付，比如按人头付费，支付标准事前已经确定，实际支付也发生在服务提供之前。预付制实质上是一种供方成本分担的方法。

（2）事后结算：指实际支付结算时间点在服务提供之后。以病例为基础的医疗机构支付方式下，每种病例的支付标准提前确定，但实际结算则发生在提供服务之后。

一般而言，在后付制的支付方式下，医生都尽可能多地花费医疗服务成本，在结算时获得补偿；在预付制的支付方式下，医生都努力提高成本效率，获得尽可能多的盈余。

一般而言，预付制的设计，兼顾风险和效率，从而规避后付制可能出现的道德风险问题，这是因为以成本为基础的后付制向预付方式转变，制约了医生让患者过度医疗或提供昂贵药物的动机，因为医疗服务收入不再与患者的医疗成本直接相关。预付制被广泛认可的优点包括：①供方分担减少了需方的经济风险，因此可以降低供方诱导需求的动机；②在卫生费用过速上涨的背景下，供方分担提高了医疗机构的节约意识。但是实施预付制可能存在的缺陷是医生降低成本的动机会以降低医疗服务质量水平为代价。因此，单纯的预付制向混合支付方式改进是趋势。

4. 支付水平的调整

完整的支付方式机制设计还应当考虑支付水平随时间而调整。由于社会经济水平的发展和其他因素的变化，支付水平需要每年更新。对于根据收费或事后根据成本测算的支付方式，需要随着价格水平或成本变更而进行更新。而预付制的支付水平则会在支付方和供方之间产生冲突。供方希望支付水平尽可能高，而支付方和患者则希望支付水平越低越好。一般情况下，支付水平根据物价总指数或者工资水平进行调整。一些国家和地区将支付水平的设定增长率低于物价增长水平，从而促进卫生服务提供者提高运营效率。

（二）支付方式的经济风险转移

支付方式的经济风险是由于在设计时不同的支付时间、不同的付费单元、不同类型的支付方式而造成的。多数情况下，部分或全部经济风险从费用支付方转移到卫生服务供方。大多数国家和地区的制度设计者在支付方式机制设计时，都避免由支付方承担全部风险，鼓励供方分担部分成本，通过风险分担的方式解决道德风险的损害。随着支付系统的不断更新完善，付费单元的集中度不断提高，服务组合越来越大，支付方式从后付向预付转变，从对投入的支付转向对产出的支付，经济风险逐渐从支付方和患者转移到卫生服务提供方（图5-1）。

从付费单元和服务组合的角度看，支付方式的发展趋势之一是付费单元集中度的不断提高，服务组合的覆盖内容不断增加，支付水平也相应的提高。例如，从按项目付费到按住院日付费、按病种付费、按人头付费和总额预算，其支付单元分别是每项医疗服务、住院天数、不同诊断类别下的住院人次、覆盖人群数和医疗机构整体。越多的服务组合被"打包"，服务成本的变化也就越大，付费单元的价格与实际成本的差别就可能越大。总体上，付费单元越大，医生分担的经济风险就越大，如"一家医院"大于"一个病人"大于"一次住院"大于"一天住院"大于"一项服务"；反之，支付方承担的风险就越大。

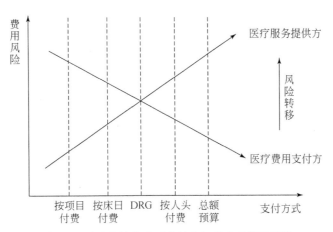

图 5-1　不同支付方式下支付方与供方的经济风险

从支付的时间看，后付是在医疗服务提供后根据服务量决定支付的费用，为增加总收入和纯收入，供方就有增加服务量的激励；预付是医疗服务提供前就已确定支付的费用，供方在预付方式中承担一定的经济风险，"结余留用，超支不补"，因此其有减少成本增加收益的激励。

因此，支付方式的机制设计中，付费单元覆盖的服务越广，涵盖的预期性内容越多，供方承担的经济风险就越大，其控制成本、提高效率、节约资源的意识就越强。由于包含的预期性内容不同，覆盖的服务不一，对于供方控制费用和促进合理用药的激励作用也不尽相同。按项目支付中只有服务价格是预期性成分，且付费单元覆盖的服务很小，因此供方承担的风险几乎为零，在此种支付方式下，供方可以利用占有的信息优势，诱导需求使用更多的服务和处方更多的药品获利，而支付方很难控制服务或药品的数量，因此按项目付费对供方行为的约束很弱；按床日支付的付费单元是患者每日的服务和药品数量，其预期性内容是每床日发生的费用，而住院天数则是回顾性成分，从供方的角度，可以通过降低每床日提供的医疗服务成本规避风险，延长住院日获取额外利益；按病种支付的付费单元是不同诊断类别下的住院人次，其预期性内容包括患者在住院期间发生的所有医疗服务活动，供方面临的经济风险进一步加大；按人头支付的付费单元是一个地区覆盖的注册总人数，其预期性内容即为该地区一定时期内所发生的所有疾病数；而按总额预算的付费单元指医疗机构，基本不包含任何回顾性成分。至此，费用支付方的经济风险向服务提供方完全转移。

支付方的经济风险向服务供方转移是支付方式演进过程中的重要特点之一。在世界各国各地区的支付方式设计过程中，都不同程度地引入预付性成分，实现经济风险的转移，其目的在于通过增加供方的风险意识，控制医疗费用、规范医生的诊疗行为和用药决策，以期达到卫生资源的合理配置。发达国家很早就已开始了预付式的支付方式改革，如美国在 1984 年就在 Medicare 中建立以 DRGs 为基础的按人头付费的支付机制；德国对门诊服务实行按总额预付；英国对全科医生实行按人头付费等；近年来，我国也在不断地探索各种预付制改革，如北京实行 BJ-DRGs 的按病种支付、上海和杭州地区实行按总额预付、*N*

省农村地区开展的按人头支付等。

二、不同支付方式对医生用药行为的影响分析

由于医生决定了患者的诊疗方案和用药方法，而不同的支付方式可以对卫生服务供方产生不同的激励机制和财务风险，从而可以有效地改变医生的行为，如增加或者减少医疗服务的提供数量、提高或者降低药品的质量、在治疗性服务和预防性服务之间的选择。同时，供方作为理性人，是以获取自身利益最大化为导向的，因此针对不同的支付方式，采取不同的应对行为进行风险规避，如筛选健康的服务对象、过度地降低药品数量和质量等。以下对几种常见的支付方式的激励机制、医生用药行为的影响及其应对措施进行分析并汇总（表 5-1）。

（一）按服务项目付费对供方用药行为的影响

按服务项目付费是医疗保险支付方中最传统、使用也最为广泛的后付制的支付方式。按项目付费的付费单元是将医疗服务分解为不同的服务项目，包括诊断、药品、检查、治疗、手术等，根据患者的医疗服务项目、服务量、服务价格进行费用支付。按服务项目支付属于事后支付，对医疗提供方行为的约束力很弱，给医生诱导需求和过度用药行为创造了条件。因此，医生通常会为了增加自身的收入而给患者增加药品用量或提供昂贵的药品。按项目付费对供方用药行为的影响分析如下（图 5-2）。

图 5-2 的横轴表示药品提供数 Q，纵轴表示药品价格 P。医生的劳务活动、医疗机构的基建、医疗设备等构成了固定成本 FC。医生向患者提供药品、针剂等用医疗用品构成了变动成本 VC，随着提供药品数量的增加而增高。医疗保险支付方按项目付费方式向医生支付费用构成了医生的收入线 R。当医生提供的药品数恰好在 Q_0 点时，医疗机构的成本和收入相抵，此时医生的利润是 0；当药品提供数量超过 Q_0，如达到 Q_1 点，供方的收入随着药品处方数量的增加而呈现增长趋势。按服务项目付费方式的优点在于实际操作比较方便，管理费用低，但是此种支付方式使得供方的收入与其向患者提供服务项目的多少直接相关，无须考虑医疗服务的成本，促使医疗服务供方道德风险的产生，导致医生向患者诱导不必要的药品，不利用控制医疗费用，导致效率低下。

（二）按床日付费对供方用药行为的影响

按床日付费指按预先确定的住院日费用标准支付住院患者每天的费用，按预定的每次费用标准支付门诊患者的费用。按床日付费的特点是对同一所医疗机构所有患者的每日住院费用或每次门诊费用支付都是固定的、相同的，与每个患者每日或每次诊疗费用的实际花费无关。随着住院日的增加，医疗服务收入会不断递增，这会促使医生故意缩短平均住院日和门诊时间，通过拆分住院时间、增加门诊次数，从而达到增加收入的目的。实行此种支付方式，优点在于鼓励供方降低住院日和每门诊的成本，但对于缩短平均住院日和减少门诊次数的作用较弱。按床日付费影响供方用药行为的分析如下（图 5-3）。

表 5-1 不同支付方式对供方的激励机制及用药行为的影响

支付方式	付费单元	供方风险	经济激励	供方行为	医生用药行为的影响	是否选择患者（风险选择）
按条目预算	每条预算线	很小	通过调整预算增加具有成本效果的卫生服务供给，减少价格昂贵的服务项目预算，提高卫生服务项目的技术效率和配置效率	减少服务提供量；可能会浪费个条目内的卫生资源	按药品条目预算内的配置效率低，卫生资源浪费	将费用高的患者向其他医院转诊
按项目付费	一项服务	小	提高医疗机构内部效率，增加医生的生产率，医疗服务质量有较好的保证，费用和服务的控制力度都很弱	提高服务量，提高投入，有些服务投入是必要的	诱导患者用药需求，导致不必要的药品数量和质量上升	一般不选择患者
按服务单元支付	一个服务单元（如一次就诊，一个住院日）	较小	激励医院降低每住院日或每门诊人次成本	延长住院日，减少每住院日的服务投入，分解处方，增加复诊	能够促进合理用药，但也能存在药品供给不足的可能性	推诿重症患者
按病种支付	一次住院	中	改善服务投入组合，减少患者住院时间，减少不必要的医疗服务包而过度用药	增加患者数，包括不必要的住院人数，减少个患者的服务的现象；有可能出现诊断升级而导致的不合理用药	能够促进合理用药，但存在少提供药品以控制成本或因诊断升级而导致不合理用药	推诿重症患者
按人头付费	一个患者	较大	鼓励供方降低成本，防止过度提供服务和减少会更昂贵的治疗性服务，提高服务投入的组合效率；关注成本效果和良好的健康促进和预防项目	吸引更多的患者，减少服务量	存在较少提供药品服务的情况	医生筛选健康服务对象，选择患者避重就轻
总额预付	一家医院	大	供方有很强的控制费用动力，费用控制有效可靠	根据预算线设置的过或偏低，分别可能出现阶段性服务过度或服务不足的现象	减少药品服务的提供和降低药品质量	如果预算减少，会减少服务提供，将患者向其他医院转诊
按绩效付费	一系列绩效指标	大	对医生的激励效果很强；激励供方更加关注质量、安全等医疗服务结果	倾向于关注绩效考核中的服务，忽视其他服务	为了完成医疗服务质量和安全的目标，合理用药效果一般较好	

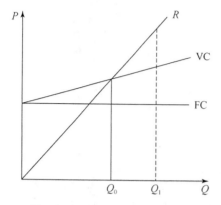

图 5-2 按服务项目付费对供方用药行为的影响

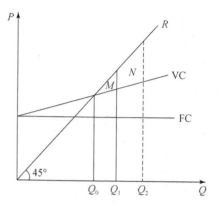

图 5-3 按床日付费对供方用药行为的影响

按床日付费方式下，医疗机构的利润 M 是医疗保险支付方每床日或每诊次的固定费用（收入线 R 为 45°对角线）减去医疗机构的固定成本和变动成本，但是医疗机构和医生为了追求更多的利润 N，供方则会对患者住院或门诊次数进行分解，如从 Q_0 到 Q_1，Q_1 到 Q_2 分解成二次住院。按床日付费方式下供方的趋利动机在于分解患者住院次数，同时其鼓励医生降低住院日和每门诊成本。因此，从合理用药角度看，按床日付费方式对于医生的过度用药行为约束力度很强，能够较好地促进地合理用药行为，但也存在药品提供不足的可能性。

（三）按人头付费对供方用药行为的影响

按人头付费是指医疗保险机构按照合同规定的时间（一个月、一季度或一年），根据医疗机构或医生所提供服务的参保患者和规定的收费定额，预先支付医疗服务供方一笔

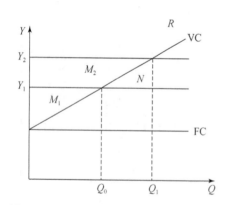

图 5-4 按人头付费对供方用药行为的影响

固定费用。在此期间，医院或医生负责提供合同规定范围内的一切医疗服务，不再收费，从而使医疗服务供方能够自觉采取预防性服务，以期最大限度地降低发病率，减少医疗开支（图 5-4）。

如图 5-4，横轴表示医疗服务供方的服务量 Q，纵轴 Y 表示医疗机构按服务的人头数收取的费用。当按人头收取的费用为 Y_1 时，医疗服务量控制在 Q_0 点之内，则医疗机构是赢利的，盈利量为 M_1。如果医疗机构在此基础上不断增加服务人数，使收取的人头费用增加到 Y_2，相应的医疗服务量控制在 Q_1 之内，医疗机构赢利将会在 M_1 基础上增加，增加量为 M_2。也就是说，在医疗服务成本之内，随着人头数的增加，医疗服务机构的盈利会不断增加。这就会激励医疗服务机构倾向于覆盖更多的服务人群，鼓励医疗资源流向预防服务。

假设医疗服务机构按人头数收取的费用 Y_1 固定不变。则在服务量 Q_0 之内医疗机构是赢利的（利润为 M_1 部分），当医疗服务量超过 Q_0 达到 Q_1 时，则医疗机构将会亏损，亏损额为 N。也就是说，在按人头数付费的方式下，医疗服务量与医疗机构的收入成反比，提供的服务量越多，则医疗服务机构的收入就会越少，甚至亏损。这样就会刺激医疗服务机

构尽可能的采取各种方法降低医疗费用，但是也可能导致为降低费用而减少服务提供或降低服务质量的现象。

从合理用药的角度看，按人头付费增强了供方重视预防服务和费用控制的意识，注意卫生资源的合理使用，因此能够防止医生过度用药行为，但也有可能导致医生减少用药或降低药品质量的问题。

（四）总额预付对供方用药行为的影响

总额预付支付方式是由政府或医疗保险机构与医疗服务供方进行协商，确定供方一年的年度总预算，医疗保险机构在支付医疗机构费用时，以此作为最高限额，相当于为供方设立了一个"封顶线"。由于"封顶线"的设立，总额预付对费用的控制是可靠有效的。总额预付的实质是将医疗消费水平和费用的控制权转移给医疗服务供方，同时承担了费用损失的经济风险。这是因为供方必须为前来就诊的所有参保患者提供合同约定的服务，但收入并非随服务量的增加而增加；如果全部服务的费用超过年度总预算，亏损由医疗机构自负。总额预付对供方用药行为产生的影响如下（图 5-5）。

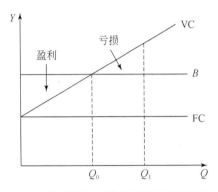

图 5-5　总额预付对供方用药行为的影响

医疗保险机构按年度预算支付给医疗机构总额为 B 的费用。医疗机构必须在这一总额下完成医疗服务。当医疗服务机构的医疗服务量在 Q_0 之内，医疗服务机构是赢利的，一旦其服务量超过 Q_0 时，则医疗机构必须承担额外增加的费用。因此在此种付费方式下，医疗机构和医生有较好的控制费用的意识，减少道德风险的发生，供方不会向患者过度提供药品服务，但是可能会出现医生为降低成本而对医疗费用支出过度控制，减少卫生服务和药品的供给和降低服务质量，从而损害了患者的利益。

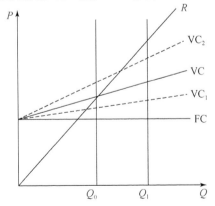

图 5-6　按病种付费对供方用药行为的影响

（五）按病种付费对供方用药行为的影响

按病种付费把为疾病诊疗提供的医疗服务的全过程看成一个计量单位，或看成一个确定服务价格的标识。具体而言，它是根据诊断、年龄、性别、治疗结果等要素将患者分为若干组，每组又根据疾病的轻重程度分为若干级，对每一组不同的级别制订相应的标准化的偿付费用额，医疗保险机构"按病种付费"是根据每一种疾病或病程所需全部服务进行事先定价后，按此标准支付给医疗服务提供者。按病种付费对医生用药行为

的影响分析如下（图 5-6）。

横轴表示供方针对某一病种必须提供的服务量 Q，纵轴表示这一病种的服务价格 P。

Q_0 到 Q_1 之间是该病种必须要提供的医疗服务量，即该病种在固定支付费用下服务量。当提供的服务量水平在 Q_0 时，其收入与成本相等，此时利润为 0。如果供方想要增加利润，就需要增强成本意识，提高效率，合理使用医疗资源，此时变动成本转动到 VC_1 的位置，则医疗机构的利润会增加；假如供方不重视费用控制，提供价格昂贵的药品，变动成本转动到 VC_2，则医疗机构的利润会减少。因此，在按病种付费的支付方式下，供方会主动采取成本控制的措施，通过自我约束合理用药行为，对防范道德风险有很强的约束力。其缺陷在于为了控制成本而少提供药品或因诊断升级而导致患者不合理用药。

三、混合支付方式构建策略设计

（一）支付方式设计的信息来源

支付方式的分类有很多不同的划分标准，如按照付费单元可以将支付方式划分为按床日付费、按病种付费、按人头付费等；如按照支付的时间节点可以将支付方式划分为预付和后付；按照支付的测算依据可以分为投入型、产出型、结果型等支付方式。

另外，支付方式的分类标准还可以根据不同的信息来源类型进行划分。信息来源类型的划分有三种形式：①基于卫生服务供方的信息；②基于卫生服务种类的信息；③基于患者的信息。这三种类型可以形成一个固定的几何三角形（图 5-7），每种支付方式都可以通过三角形的点、线或面来进行表达。

基于不同的信息来源设计特定的支付方式，由于信息来源不同、可获得性难易不同、统计测算的可操作性不同，导致不同支付方式约束医生信息寻租行为的程度各有差异。另外，不同信息来源的支付方式设计又产生不同的激励机制和财务风险，从而导致卫生服务供方不同的风险规避方式，进而对卫生服务的效率、质量、医生处方行为产生不同的影响。因此，基于不同制度环境和政策目标，选择具有不同信息租金规制强度、不同激励程度和产生不同财务风险的支付方式进行融合，构建特定环境下的最适宜的混合支付方式。

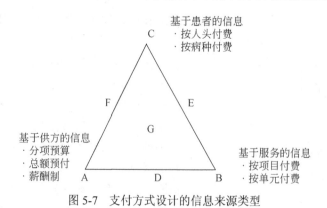

图 5-7　支付方式设计的信息来源类型

1. 基于卫生服务供方信息的支付方式

例如，在 A 点，此类支付方式的支付标准仅取决于卫生服务供方的信息来源，其典型代表是按总额预付、按条目预算和薪酬制。例如，以工资为代表的支付方式，就不取决于患者或医疗服务的信息，即工资的支付水平不取决于医生诊疗的患者数或提供的医疗服务数量；但工资的支付水平可以根据医生特性的不同而不同，如不同科室、受教育年限的不同或临床医技和经验不同的医生其支付水平也不相同。例如，在印度、南非等国家，公立医院的医生是通过工资进行付费的，即使在美国，供职于退役军人医院和某些健康维护组织的医生也是以工资形式支付的。另外，按条目预算和总额预算也是基于卫生服务提供者的特性的，因为它们主要是根据医疗机构的类型和规模确定支付水平的，而不是根据医疗机构服务了多少及何种类型的患者，或者是提供了多少及何种类型的医疗服务。西班牙和法国就是以年度定额预算的形式支付公立医院。

基于卫生服务供方信息来源对支付方式进行设计，主要来源是医疗机构和医务人员自身的信息。此类支付方式优势在于费用结算方式明确简单，管理成本低，而且由于卫生服务供方的信息相对固定、易于获取和便于统计，所以卫生服务供方一般很难发挥信息优势获取租金。由于此类支付方式确保了医疗机构和医务人员的基本收入，所以其主要缺陷在于缺乏对医生的直接经济激励，工作积极性不高；医生看病缺乏连续性，患者满意度差；在收入确定的情况下，医生规避风险的方式往往是通过转诊的方式转移成本负担，也可能减少医疗服务和药品的提供数量，降低质量。另外，除非对卫生服务供方的支付有提前的预付上限，才能够对医生产生控制医疗费用和合理用药的动力，否则医生的财务风险水平不高。因此，对于基于卫生服务供方信息设置的支付方式而言，一方面需要设定预算上限，约束服务供方的行为；另一方面需要增强此类支付方式的经济激励程度，以提供适宜数量和质量的卫生服务供给。

2. 基于医疗服务信息的支付方式

另一类的支付方式仅依据提供的医疗服务的信息来源进行划分，即图 5-7 中的 B 点。基于医疗费用或医疗成本的支付方式通常是根据医疗服务的提供数量向医生进行支付的。此类支付方式不取决于医生或患者的特性，典型代表是按项目付费和按服务单元支付。如按项目付费就是典型的根据医生提供服务的类型和数量进行支付的。支付标准可以由服务提供方也可以由支付方来设定。基于医疗费用的支付方式中，由支付方设定费用支付标准是最为常见的一种支付方式，加拿大、美国、挪威和德国都在一定程度上使用这种支付方式。基于医疗成本付费的支付方式中，支付方通常在一年的年底，根据卫生服务提供者的投入（如检验试剂、医疗设备、医务人员工资等）对其进行补偿，不管这些投入是如何被供方使用的。无论是基于费用进行支付还是按照成本进行支付，卫生服务提供者可以通过过度医疗的方式增加收益。

基于医疗服务信息对支付方式进行设计，依据主要来源于卫生服务供方提供的服务的类型和数量。由于费用支付方缺少医疗专业知识方面的信息，很难评定医生提供的服务和药品在数量和质量方面的适宜性，因此卫生服务供方可以据此进行信息寻租。另外，根据本章节图 5-1 的说明，按项目付费和按单元付费对于供方的财务风险较小，通常情况下不需要采取特定方式进行风险规避。因此，此类支付方式虽然在控制单位医疗服务成本方面存在不同的价值取向和经济激励方式，但是由于都是以医疗服务的单位数量作为支付的基础，因此对于医生具有较强的经济激励，能够扩大医疗服务的生产能力，但可能通过多提供服务和药品、延长住院时间、增加门诊次数等方式而过度服务。

3. 基于患者信息的支付方式

还有一种选择是仅根据患者信息为基准对医生进行支付，如按人头付费就是一种典型的根据患者数进行付费的支付方式。在按人头付费下，医生根据其服务的人群数进行支付。因此，医生的收入是按照其服务的总人口数测算的，而不是根据它提供的服务类型和数量进行支付。按人头付费始创于 20 世纪 90 年代英国的 NHS 对全科医生的付费方式改革，现在荷兰也采用了此种支付方式。按病种付费也是根据患者的信息，即患者所得的疾病进行支付的，与医生或医疗服务的信息无关。

基于患者信息进行支付方式设计，依据主要是患者方面的信息来源，由于费用支付方和患者之间基本不存在信息差距，而且从利益角度也是基本一致的，因此，在此类型的支付方式下，医生进行信息寻租的难度较大。并且按人头付费和按病种付费一般都是预付制，所以对医生的诊疗行为和处方都有较强的约束力度，经济激励程度不是很高，医生面临的财务风险较大，通常情况下可以通过筛选健康患者、降低医疗服务和药品的数量和质量来规避风险。

4. 基于多种信息来源的支付方式

支付方式的类型并不局限于独立的服务供方、患者或服务类型的信息（三角形的三个顶点），卫生服务提供者的支付方式还可以根据这些特性的不同组合进行支付。有些支付方式是综合考虑了医生和服务的特性（如图 5-7 中三角形的边 D），例如，德国的门诊项目点数付费法，内科医生是按服务项目付费的，但对于不同专科的医生设定了不同的支付上限，实则就是按项目付费与总额预付的结合。此种支付方式类似于工资的形式，但同时付费水平又考虑了实际提供的医疗服务项目的类型和数量。同时，在一些国家和地区，付费水平还要兼顾医务人员的专业或接受的培训等因素。例如，在美国，同样的一项医疗服务，由临床医师提供的支付水平就高于由护士提供此项服务的水平。有些支付方式共同体现了服务和患者的特征，即不仅要考虑提供的服务类型，还要考虑接受服务的患者的类型（如图 5-7 中三角形的边 E）。如不同的医疗保险计划付费水平是不一样的。在美国，医生提供同样一份医疗服务，商业保险和 Medicaid 对医生的支付水平是不一样的。此种情况下，医生更倾向于商业保险的投保患者，而不接诊或少接诊 Medicaid 的患者。类似地，在德国，治疗公共疾病基金和私立疾病基金的患者，医生的补偿程度也是不一样的。另外，还有一些支付方式综合考虑了医生和患者的特性（如图 5-7 中三角形的边 F）。

在过去 20 多年里，综合考虑卫生服务提供者、患者和服务提供类型的支付方式也逐渐开展（三角形的面积 G），如很多国家开始采取 DRGs 的支付方式。1983 年，美国 Medicare 开始采取 DRGs 的方法对不同疾病诊断标准化其支付额度，以期能够控制医疗费用。DRGs 在一定程度上就是综合考虑了医生、患者和服务提供三方特征，如按疾病诊断相关分组（患者特征）提供固定支付费用，利用了编码技术（服务类型特征），还考虑了医疗机构的类型（卫生服务提供者特征）。澳大利亚、德国及其他很多国家都开始根据各国国情和医疗服务的需求本土化 DRGs。

（二）混合支付方式的构建策略

在进行支付方式机制设计时，需要考虑不同支付方式对卫生服务供方行为的影响，包括：①医生对医疗服务和药品的数量和质量的选择；②医生对病情异质患者的选择。另外，不同的支付方式还可能产生不同的医生信息寻租行为。鉴于此，根据上文对不同信息来源的分析，综合两种或多种支付方式，实现相互融合的相容作用和优势互补作用，消除或降低各支付方式的弊端，增强支付方式的激励程度，调控对医生的财务风险，基于不同环境下支付改革的不同需求，本文提出混合支付方式的设计策略（图5-8）。

1. 基于信息租金规制的需求

在三种支付方式的类型中，基于供方信息或患者信息的支付方式，能够较好地控制医生信息寻租行为。例如，总额预付和薪酬制，支付水平基于卫生服务供方的规模或医生的资质和工作时间；按人头付费和按病种付费则根据覆盖人群数或疾病诊断的信息付费。此两类支付方式的信息可得性强、统计测算相对简单。在解决了信息租金规制问题的同时，要面对的问题则是对医生的经济激励不足，并且进而导致了医生通过少提供服务和药品的方式规避风险的行为；对此问题的解决方法则是引入经济激励，考虑借鉴按项目付费或按单元付费的要素，如在采用按人头支付的方式下，为了增强医生工作积极性，再对医生每服务人次增加定额的劳务费用，英国对社区工作的全科医生采用按人头付费，但同时采用"处方费"和"夜间出诊费"的方法，即按医生的处方数量和出诊次数提供额外的收入，激励医生提供卫生服务。又如按病种付费的方式下医生可能通过减少患者住院时间规避风险，而引入按服务单元付费的方式，在各个病种支付费用既定的前提下，同时采用按服务单元（如一个住院日、一次门诊）的方法，增强医生在按病种支付方式下的经济激励。例如，对于费用明确、诊疗规范的一些疾病，如心血管疾病手术等，以及一些特殊疾病如骨髓移植手术、肾透析、γ-刀治疗等，可以在按单元付费的基础上，实行按病种支付的方法。

2. 基于供方激励的需求

在基于供方信息或患者信息的支付方式类型中，提供服务的经济激励程度都不强，而基于医疗服务信息的支付方式类型，由于是根据服务的项目或单元进行支付，能够较好地激励医生提供质量较佳的服务和药品。在满足了供方激励的同时，由于此类型的支付方式易产生信息租金，医生很容易通过提供数量更多、价格更高的服务和药品进行寻租。对此问题的解决方式则是引入具有较强规制力度的支付方式，除上述提到的"按病种付费+按单元付费"的混合支付方式外，按服务单元付费与总额预付相融合的方式，也可以产生较好的结果。按单元付费的支付标准属于预付成分，但服务单元的次数则是后付成分，如住院天数、门诊次数总和。卫生服务供方据此可以通过分解处方、分解住院等方式逐利。鉴于此，按单元付费改革的关键点在于控制其后付成分，即服务单元总次数。因此，可以通过引入总量控制的方法进行控制。其目的不仅在于控制总医疗费用水平，更重要是限制不合理增加的服务次数，包括分解处方用药次数。例如，在我国镇江支付方式改革实践过程中，由于统筹地区的参保人群和疾病构成基本保持稳定，年门急诊人次和住院人次波动幅度较小，在按服务单元付费的基础上，基于定点医疗机构前两年实际发生的医保总费用，实行费用总额的控制，形成了"按单元付费+总额预付"的混合支付方式。另外，德国实行的门诊项目点数付费法，实质上是总额预付和按项目付费结合的一种混合支付方式。

3. 基于调控供方财务风险的需求

在三种类型的支付方式中，基于服务信息的支付方式的财务风险较小，但这是因为财务风险主要由卫生服务需方和支付方承担，同时医生通过信息寻租的方式，提供过度的医疗服务和数量更多、价格更昂贵的药品规避风险，因此，此类支付方式不适宜用于调控供方的财务风险。在基于供方信息的支付方式类型中，薪酬制，即向医生支付工资的方式，可以在一定程度上化解供方的财务风险。薪酬制是一种"中性"的支付方式，因为其不会激励供方过度提供卫生服务，也不会激励其对服务提供不足，并且管理成本和监督成本比较低。但其缺点在于卫生服务提供者没有提高生产率的动力，而且如果工资水平相对于其他行业的工资水平低，会导致医生的工作积极性低。由于薪酬制是一种中性的支付方式，兼容性较好，理论上在合适情况下可以与其他任何一种支付方式结合使用。但是基于调控供方财务风险的观点，可以将薪酬制与按人头支付或按病种支付的方式结合使用，其优势在于通过降低供方风险以防止医生服务提供不足。另外，这两类支付方式都起到约束供方信息寻租行为的作用。而这种混合支付方式可能产生的一个弊端则是经济激励不足的问题，弥补的方法是引入按项目付费的方式增加激励。例如，浙江省淳安县对公共卫生服务采用的"按工作数量支付业务经费，按服务人口数量和绩效考核支付人员工资"的购买方式，实质上就是一种"薪酬制+按人头支付+按项目支付"的混合支付方式。

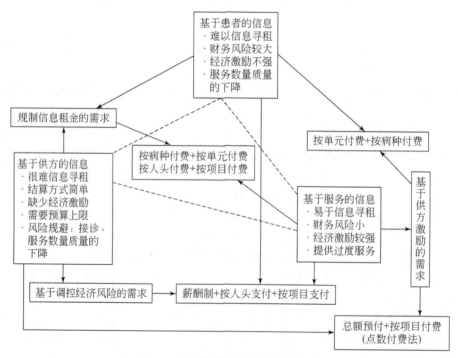

图 5-8　混合支付方式设计构建策略

四、N省村卫生室"按人头付费+绩效考核"支付改革合理用药效果分析

（一）N省村卫生室传统支付方式基本情况说明

N省位于我国西北地区东部，是我国五个少数民族主要聚住地之一，全区以山区和川区为主。类同于全国基本情况，N省农村地区由乡镇卫生院和村卫生室负责提供基本医疗和公共卫生服务，新农合负责对基层医疗机构的支付，财政部门下拨公共卫生经费，由卫生行政部门考核后拨付。调查中发现，N省农村地区村医收入水平低下，尤其是实际药品"三统一"政策后，对村卫生室实行药品"零利润"，使得原先以药品收入为主要收入来源的村医的边际收益大幅下降，对村医支付价格体系的过度约束及其他补偿措施不到位的情况下，造成村卫生室通过医疗服务获取的收入十分有限，村医经济激励不足，导致村卫生室基本医疗服务和正常的药事服务提供不足，转而通过不必要的肌内注射和静脉注射等有偿服务获取收入，导致因村医支付方式机制设计不当而形成村医经济激励扭曲，形成村卫生室不合理用药现象。

（二）村卫生室"按人头付费+绩效考核"支付方式改革具体做法

根据上文分析，由于村卫生室缺乏经济激励而导致基本医疗服务提供能力低下，缺乏结果考核机制而导致公共卫生服务提供不足，因此，必须通过一定的支付制度契约设计，从机制的角度让村医自觉认识到提供适当的基本医疗服务的激励优于不提供服务的结果。基于此，在N省选择两个县作为支付方式改革的试点县（试点A县、试点B县）。在对支付方式的实施效果进行研究设计时，为了科学评价支付方式改革所带来的影响，按照准实验设计（quasi-experimental design）的原则，采用随机分组的方式，对于试点县内一半的乡镇所辖村卫生室进行干预，另一半仍沿用原来的支付方式，作为对照组。对于试点县村卫生室实行的"按人头付费+按绩效付费"混合支付方式改革具体做法（图5-9）：

1. 筹资来源和支付主体的调整

2009年之前，N省试点县的支付主体是省、县各级财政和参合农民，财政主要负责管辖地区的公共卫生服务经费（6元/人）和新农合参合资金（100元/人）。公共卫生服务和新农合参合资金的管理分别由试点县的卫生局和新农合办公室独立运行，但由于县卫生局又负责乡村卫生机构的监管职能，在公共卫生经费的考核拨付标准中又覆盖了基本医疗服务内容。

2010年始，试点县整合县卫生局和新农合办公室工作职能，成立专门项目办公室，统一协调辖区公共卫生服务经费（15元/人）和新农合参合资金（140元/人）。

机制分析：由多头支付方调整为单一的支付主体，汇总各级财政和参合农民的资金来源，通过制定统一的管理政策加强对卫生服务供方的经济激励力度，协调开展辖区内的公共卫生服务和基本医疗服务。

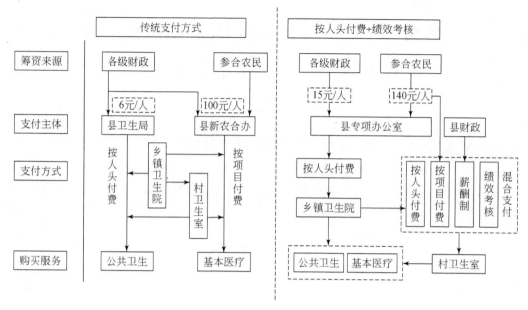

图 5-9 "按人头付费+绩效考核"支付改革示意图

2. 购买服务内容

2009 年之前，县卫生局和新农合办公室向乡村两级医疗机构购买的公共卫生服务和基本医疗服务的内容较为模糊，具体项目不清，仅以《合作医疗用药目录》内的药品为参照。受益范围主要覆盖在乡镇卫生院的住院服务，村卫生室门诊服务受益极少。另外，慢性病覆盖病种和覆盖人群也非常少。

实施支付方式改革后，明确了服务购买的对象和内容。首先，将试点 A 县 19 家乡镇卫生院和 201 所标准化村卫生室、试点 B 县内 99 所标准化村卫生室均列为基本医疗服务和公共卫生服务的供方机构。公共卫生服务的购买内容包括《关于推进 N 省基本公共卫生服务逐步均等化的实施意见》中确定的 9 大类 33 项公共卫生服务项目；乡镇卫生院的基本医疗服务根据其能力开展的基本诊疗服务，其中药品使用范围为该省基本药物目录（基层部分）（目录药品分为化学药品和生物制品、中成药、中药饮片 3 部分。其中化学药品和生物制品共 230 个品名 510 个品规，中成药共 139 个品名 266 个品规，中药饮片不列具体品种）；村卫生室的基本医疗服务为其负责诊疗的 30 种常见疾病，配备 120 种药品。

机制分析：通过明确界定购买的公共卫生服务和基本医疗服务范围，确定卫生资金流向，增强相应卫生服务的可及性；通过选择与公众健康需求紧密关联的预防保健、常见病和慢性病作为购买内容，有效地提高了健康的成本效益目标，增进了社会福利；通过对乡村两级医疗机构不同职能定位，选择与其供给能力相适应的卫生服务，提高了卫生资源的配置效率；通过选择与当地情况相适宜的基本药物目录，促进了供方合理用药行为。

3. 支付方式调整

改革之前，基本医疗服务主要采取按项目付费方式，支付方根据基层医疗机构实际发生的医疗服务费用进行事后补偿；公共卫生服务主要采取按人头付费方式，县卫生局根据医疗机构覆盖的人群数，按照规定的每人头付费标准（6 元/人年）支付给乡镇卫生院（4 元/人年）和村卫生室（2 元/人年）。无论覆盖人群是否获得了公共卫生服务，以及服务的种类和数量，服务供方都能获得相应的支付。另外，少量的公共卫生服务，如疫苗接种，则按服务项目付费的方式向患者收取部分费用。

2010 年之后，对于乡镇卫生院提供的公共卫生服务和基本医疗服务"打包"采取按人头预付方式，支付水平依据服务成本测算结果、预测数据、历史数据和其他项目经验获得，每地区人头费略有差异，在 21.5～26.0 元；对于村卫生室提供的公共卫生服务和基本医疗服务则采取混合支付方式，包括：①村医基本工资，每村卫生室 100 元/月；②公共卫生服务和基本医疗服务"打包"采取按人头预付方式，支付水平为 19.68 元；③按项目付费，每增加一次门诊村医收取 2 元费用（支付方与患者各 1 元），每增加一次出诊收取 4 元费用（支付方与患者各 2 元）。

机制分析：按项目付费由于医疗机构和医生收入与医疗服务量挂钩，供方不断诱导需方增加服务量；按人头付费能够促使供方提高资源使用效率，减少人均卫生服务支出，降低药品的不合理使用，但是也可能导致医生为降低费用而减少服务或降低服务质量的现象。

N 省在实行药品"三统一"政策后，消除了药品加成收入，医疗机构的药品收益为零。在此背景下，村卫生室的基本医疗服务的主要职能是疾病诊疗和药品处方。由于村卫生室的诊疗收费偏低、药品利润为零，村医没有获得足够的经济激励，因此并不愿意多提供基本医疗服务。因此，对于村卫生室的基本医疗服务，主要缺乏合理的经济激励机制。

乡镇卫生院的主要基本医疗服务职能为疾病的检查、诊断、治疗和药品处方调配，由于诊疗收费偏低、药品利润为零的情况，乡镇卫生院缺乏经济激励提供诊疗和药事服务，其逐利空间趋向于检查和治疗类项目，因为此类服务项目可以获得收益性补偿，进而引起医疗费用的不合理增长；公共卫生服务提供情况类同于村卫生室，在按人头付费的支付方式下，由于缺乏监管和基于结果或绩效的考核，存在公共卫生提供不足的倾向，造成了乡镇卫生院重视基本医疗、忽视预防保健的事实。

因此，对于基层医疗机构按项目付费的基本医疗服务，通过与按人头付费的公共卫生服务进行整合，对乡镇卫生院和村卫生室提供的基本医疗服务与公共卫生服务采取协同的按人头付费方式，增强基层医疗机构提供更具成本效果的预防保健和早期治疗服务，通过控制基层的疾病发生率，降低因疾病发生而引致的治疗成本，从而实现提高基层医疗机构总体效率和服务质量、合理的上下转诊机制和控制费用上涨的目标。

鉴于实行药品"三统一"政策和按人头付费下卫生服务提供不足的问题，对于门诊服务考虑按项目付费的因素（如每门诊人次村医收取 2 元费用），以此激励基本医疗卫生服务的供给，提升了服务的可及性，同时也保证了供方收入，减少了经济风险。

4. 结果考核

随着 N 省对乡镇卫生院和村卫生室的卫生服务购买制度的逐步建立，支付方开始关注医疗服务提供的效率和质量。按人头预付的公共卫生资金 80%实行预拨，剩余的 20%则通过绩效考核服务结果的方式予以兑付。其中，不合格者扣减剩余资金，考核达标者才兑现剩余全部资金，对于考核者则予以奖励。但是绩效考核的目标多为服务数量或宏观健康指标，如孕产妇死亡率、婴儿死亡率等，此类指标短期变化并不显著且同时受到其他社会经济因素的影响，即没有形成支付内容与绩效考核目标明确的对应关系。

改革之后，对于整合后的公共卫生和基本医疗人头费和人员工资按 70%在年初预拨，30%预留至年终绩效考核后拨付。对于 30%的绩效考核拨付款，根据乡村两级医疗机构的绩效得分水平分别拨付：对于绩效得分高于平均水平者，不仅可能获得 30%的拨付款，而且根据其得分高出比例，获得相应比例的绩效考核奖励，反之则反。对于绩效考核指标的设定，为了促进服务供方用药行为的质量和效率，将医疗机构的处方结构和药品费用的合理性作为考核指标内容。

机制分析：现行支付方式设计主要是出于费用控制的目的，对医疗机构费用和医生的用药行为进行约束，缺乏对医疗服务质量、效果和健康产出结果的关注。对公共卫生和基本医疗服务实行按人头付费，供方具有提高效率改进质量的内在动力，但其弊端在于通过卫生服务可能提供不足，即通过筛选患者、减少服务的方式控制医疗成本，在一定程度上也阻碍了医疗服务质量的提高。因此，通过设置具有针对性的服务质量和健康结果指标作为对医疗服务供方的考核标准，将医疗服务的支付内容与服务质量和健康产出结果挂钩，通过经济激励的方式自主引导供方对医疗服务绩效的关注。

5. 提高村医收入，增强经济激励，降低供方收入风险

2009 年，试点县一个普通村医的收入主要包括财政补贴（100 元/月）、公共卫生人头经费（2 元/人）、按项目收取计划免疫、静脉注射器具费和少许诊疗费，年总收入通常在 5000元左右（以村人口 1500 人计），其中，公共卫生服务收入占据村医总收入的一半以上，其次是财政补贴。

对于供方支付水平的调整，保底原则是应当等于或者高于供方从事其他工作能够获得的报酬。对于医生的工资水平，应当依据社会普遍认同的可以吸引个人从事专业工作的报酬水平确定。基于此，村医收入水平至少应当高于当地平均务农收入；根据现场调查和深度访谈，确定村医净收入不应低于农民工在外打工净收入的标准，即个人年净收入达到8000～10 000 元。在 2010 年人均公共卫生服务经费上调、新农合参合费用上涨的情况下，通过前述支付方式机制设计，村医总收入预计可达 11 000～13 000 元，绩效考核优者甚至可以高于此水平。

机制分析：公共卫生服务和基本医疗服务的支付水平设置过低，一方面会影响支付方对服务供方的控制力，另一方面会导致村医激励水平低下，甚至出现边际收益低于边际成本，导致村医理性减少提供服务，甚至于放弃医疗业务，回归农业生产。另外，由于公共卫生服务相比基本医疗服务净收益较高，村医倾向于提供公共卫生服务，影响了基本医疗服务工作的开展，降低了服务的可及性。因此，一方面通过提高村医的收入水平，使其愿意从事医疗服务；另一方面通过整合基本医疗服务和公共卫生服务的资金弥合两者之间的收益差额。

（三）村卫生室支付方式改革的合理用药效果评价

对于村卫生室支付方式改革的合理用药效果评价，主要从两个方面进行分析。首先，通过对干预前后村卫生室的收支水平和结构的变化情况，分析采用"按人头付费+绩效考

核"混合支付方式干预对于村医的收入激励机制的影响；其次，在分析村医收入激励机制的基础上，考察支付方式干预对于村卫生室的基本医疗服务与公共卫生服务供给影响进行分析。本书前言"资料来源与调查方法"已经介绍，N 省支付方式改革采用准实验的研究设计，在此基础上，为了消除干预组和对照组在社会经济水平、地理环境、卫生机构供给能力差异、需方健康水平和需求等混杂因素的影响，更好地反映干预对于村卫生室带来的实际效果，除了对村卫生室的收支结构和服务供给进行描述性分析之外，在计量分析方法上采用倍差法进行分析。另外，在统计分析时，对不同行政村的规模和村卫生室的服务人口等因素进行了控制。

1. 村卫生室收入激励机制分析

表 5-2 和表 5-3 反映了 2009 年到 2010 年试点县的村卫生室收支水平变化情况。从收入角度分析，无论是干预组还是对照组，村卫生室的收入都有较大程度的提高；从支出角度分析，村卫生室的支出水平下降幅度亦很高。这种收支差异的大幅变化是如何造成的？

表 5-2　试点 A 县干预、对照村卫生室收支情况

	总收入/元		总支出/元	
	2009 年	2010 年	2009 年	2010 年
干预组				
A 村	3073.83	8040.00	2423.33	3040.00
B 村	7612.75	17011.20	8351.00	3195.00
C 村	5558.38	8665.00	5000.00	2623.33
D 村	6916.00	8790.00	4073.33	3730.00
E 村	3593.13	7051.07	8415.71	1856.29
F 村	7469.83	15167.33	8863.33	3249.33
G 村	3045.20	4093.07	1393.33	1360.00
H 村	6060.70	3552.00	5060.00	3093.00
I 村	4516.60	1173.60	3499.00	2897.20
小计	5266.04	8572.33	5950.86	2747.20
对照组				
J 村	4676.00	11 380.00	5170.00	1379.00
K 村	4765.51	7487.09	7489.17	2339.29
L 村	4190.00	9591.20	3378.00	2725.00
M 村	6456.80	12 303.25	9466.00	1948.00
N 村	5352.33	8327.83	3557.60	2306.67
O 村	7858.60	14 658.83	6306.67	1740.00
P 村	10 148.75	11 763.90	9290.00	3457.50
Q 村	5211.78	8336.33	5616.00	1445.50
小计	5845.05	10491.07	6266.93	2211.00
合计	5555.54	9588.68	6121.37	2475.32

表 5-3 试点 B 县干预、对照乡镇村卫生室收支情况

	总收入/元		总支出/元	
	2009 年	2010 年	2009 年	2010 年
干预组				
R 村	4747.00	13 779.67	10 330.00	6470.00
S 村	4164.67	10 784.00	13 940.00	5740.00
T 村	3491.33	10 596.00	5800.00	1856.67
U 村	6049.56	14 722.56	14 142.67	1619.11
小计	5042.67	13 178.05	11 832.57	3627.71
对照组				
W 村	5400.56	11 976.00	5696.00	2948.00
X 村	4049.16	8639.76	4280.00	4125.00
Y 村	6040.67	9980.67	13 206.67	11746.67
Z 村	5444.00	10 881.04	6522.00	1690.00
小计	5143.92	10 412.56	6783.89	4407.65
合计	5089.40	11 933.58	9502.41	3976.63

首先通过对比 2009 年度和 2010 年度试点县的村卫生室收入构成情况进行分析（表 5-4，表 5-5），可以发现村卫生室收入的主要增长点体现在诊疗费和公共卫生人头费，根据前述分析，基本医疗服务和公共卫生服务打包后的经费增长，提高了村医的收入水平。通过对村医引入诊疗费的支付方法，即采用处方费（门诊 2 元/人，出诊 4 元/人）的方法，不仅能够体现对村医的劳务价值，更重要的是能够激励村医提供基层医疗服务，满足农村居民基本的药品需求。这是因为在支付方式改革之前，由于 N 省实行药品"三统一"政策，取消了药品加成率，村医不仅无法从药品处方中获取收益，还可能因多开药而增加村卫生室的固定成本。经济激励的扭曲，导致村医不愿意提供药事服务，甚至有部分卫生室不开展门诊服务，另外在现场调研中发现部分村卫生室通过自制中草药的方式解决村民的药品需求，同时村医可以通过提供中草药"创收"，但中草药的治疗效果尚存疑问，以及可能因制作和储藏不良与使用不当而对使用者的健康造成危害。在试点地区通过对村医引入药品处方费，增强村医基本医疗服务供给的激励，防止村医出现"重预防、轻医疗"的倾向。

表 5-4 试点 A 县干预、对照乡镇村卫生室收入结构

	村医补助（%）		诊疗费（%）		肌内注射（%）		静脉注射（%）		中草药（%）		公共卫生（%）	
	2009年	2010年	2009年	2010年	2009年	2010年	2009年	2010年	2009年	2010年	2009年	2010年
干预组												
A 村	39.04	14.93	0.59	10.45	2.44	0.00	5.95	0.00	2.44	0.00	49.54	74.63
B 村	9.06	4.11	2.36	21.23	12.87	1.56	6.23	31.66	13.14	4.70	56.35	36.74
C 村	16.19	10.39	0.00	4.33	1.13	0.00	14.57	0.17	22.49	14.43	45.62	70.69
D 村	17.35	13.65	0.87	1.59	1.56	0.80	2.17	2.05	39.76	11.38	38.29	70.53
E 村	21.47	12.76	2.39	7.45	8.73	1.06	4.06	5.64	0.00	1.77	63.36	71.32
F 村	10.71	7.91	9.44	12.72	4.48	0.00	16.06	0.42	0.00	0.00	59.30	78.94
G 村	29.55	19.55	0.00	10.75	7.88	0.64	11.82	3.91	0.00	0.00	50.75	65.15

续表

	村医补助（%）		诊疗费（%）		肌内注射（%）		静脉注射（%）		中草药（%）		公共卫生（%）	
	2009年	2010年	2009年	2010年	2009年	2010年	2009年	2010年	2009年	2010年	2009年	2010年
干预组												
H村	12.67	8.58	4.21	27.61	3.46	1.81	0.56	1.68	0.00	0.00	79.09	60.32
I村	14.88	18.56	1.59	1.39	9.22	0.23	10.89	0.19	0.00	0.00	63.41	79.64
小计	16.07	11.35	3.49	12.60	6.26	0.70	9.30	7.94	7.81	3.65	57.08	63.77
对照组												
J村	19.25	5.27	15.40	0.00	3.21	27.94	4.49	18.45	0.00	0.00	57.65	48.33
K村	16.01	11.56	0.00	4.35	5.32	3.96	8.24	5.33	3.00	0.00	67.44	74.79
L村	22.91	10.01	0.00	7.26	4.94	1.88	6.16	18.72	0.00	0.00	65.99	62.14
M村	13.01	17.25	0.00	5.49	5.84	7.86	4.68	13.65	2.17	0.00	74.30	55.75
N村	22.42	14.41	6.17	0.00	2.90	2.53	2.16	5.87	0.00	0.00	66.35	77.19
O村	11.45	5.23	0.00	0.61	1.97	1.84	4.58	2.74	0.00	12.51	81.99	77.07
P村	8.28	7.22	1.02	17.85	5.47	2.55	54.42	16.53	0.96	0.00	29.86	55.85
Q村	18.42	11.59	0.00	0.00	2.32	0.36	2.05	3.86	0.00	0.00	77.22	84.19
小计	15.94	10.41	1.82	6.56	4.21	4.35	14.14	9.22	0.99	2.44	62.90	67.02
合计	16.00	10.80	2.61	9.12	5.18	2.79	11.85	8.66	4.22	2.95	60.14	65.67

表 5-5 试点 B 县干预、对照乡镇村卫生室收入结构

	村医补助（%）		诊疗费（%）		肌内注射（%）		静脉注射（%）		中草药（%）		公共卫生（%）	
	2009年	2010年	2009年	2010年	2009年	2010年	2009年	2010年	2009年	2010年	2009年	2010年
干预组												
R村	25.28	8.71	0.00	5.57	0.99	0.15	8.26	0.51	1.40	3.02	64.07	82.03
S村	28.81	37.09	0.00	8.53	1.87	0.37	1.44	2.23	0.00	0.00	67.87	51.78
T村	34.37	31.14	0.00	3.11	0.00	0.23	0.00	0.00	0.00	0.00	65.63	65.52
U村	26.36	10.87	1.77	14.28	2.21	0.00	0.76	0.00	0.15	3.77	68.75	71.08
小计	27.15	16.14	0.91	9.52	1.62	0.12	2.78	0.39	0.45	2.59	67.08	71.24
对照组												
W村	26.66	26.05	4.09	0.00	1.11	1.02	3.84	1.78	0.00	0.00	64.30	71.14
X村	29.64	25.00	2.22	0.00	5.25	0.76	6.91	2.98	7.41	0.69	48.58	70.56
Y村	38.41	12.02	1.82	0.00	5.30	0.52	2.32	0.84	0.00	0.00	52.16	86.61
Z村	22.04	11.03	4.81	0.00	1.32	0.03	15.87	21.30	0.00	0.00	55.95	67.64
小计	28.25	19.21	3.45	0.00	2.90	0.60	7.75	7.57	1.62	0.16	56.03	72.46
合计	27.67	17.35	2.09	5.78	2.22	0.31	5.10	3.21	1.00	1.63	61.93	71.72

　　其次，利用倍差法分析干预组采取"按人头支付+绩效考核"的混合支付方式对于村卫生室的收支结构的实际变化情况。分析结果发现（表5-6），实施混合支付方式改革后，相对于对照组，干预组的村卫生室收入的平均增长水平为961元，其中村医补助增加了254元。由于对干预地区的村卫生室实行了处方费的政策，激励村医通过提供药品供给等基本医疗服务获得正常的劳务收入，诊疗费增长幅度较高，为822元。村卫生室和村医收入激励程度的增加带来了明显且直接的医疗服务提供效果，这一点可以从村卫生室的药品采购费用上得到佐证。虽然由于药品"三统一"政策，村卫生室的药事服务已经不能给村医带来任何利润空间，但是分析结果表明，相对于对照组，干预组村卫生室的药品采购量却有很大程度的提高，

药品采购费用净增长了 4367.60 元。说明在很大程度上改变了过去村医不愿意向村民提供，或者药品服务提供不足的现象。混合支付方式和处方费的引入一方面改变了过去村医常规药品提供不足的不合理用药行为，另一方面也控制了其他药品和药剂滥用的现象。在支付方式改革之前，由于药品加成收入的取消，村医往往通过注射服务和中草药收入弥补村卫生室的收支差额，同时也产生了不合理用药现象。支付方式改革之后，通过向村医支付薪酬及诊疗费的激励措施规范村医合理的用药行为。研究结果发现，肌内注射费用和静脉注射费用分别下降了 309 元和 138 元。另外，村医通过自制中草药创收的现象也有所控制。

表 5-6 混合支付方式对村卫生室收支结构影响的净效应

	2009 年	2010 年	Δ（2010 年-2007 年）
村卫生室收入（元）			
干预组	5183.75	10 116.18	4932.43
对照组	5611.34	10 221.8	4610.46
Δ（实施）-Δ（未实施）			961.02
			(1249.05) *
村医补助（元）			
干预组	1038.74	1389.05	350.31
对照组	1105.56	1360.39	254.83
Δ（实施）-Δ（未实施）			254.83
			(223.47)
诊疗费（元）			
干预组	132.95	1143.34	1010.4
对照组	130.11	485.31	355.2
Δ（实施）-Δ（未实施）			822.41
			(251.15)
肌内注射（元）			
干预组	238.44	43.87	-194.57
对照组	213.53	339.78	126.24
Δ（实施）-Δ（未实施）			-309.12
			(151.44)
静脉注射（元）			
干预组	361.07	453.64	92.57
对照组	683.84	914.56	230.71
Δ（实施）-Δ（未实施）			-138.15
			(504.32)
中草药纯收入（元）			
干预组	268.07	322.95	54.88
对照组	66.44	185.25	118.8
Δ（实施）-Δ（未实施）			-49.62
			(240.69)
支出（元）			
干预组	3077.39	8156.5	5079.11
对照组	2915.58	6424.65	3509.06
Δ（实施）-Δ（未实施）			1976.87
			(1510.08)

续表

	2009 年	2010 年	Δ（2010 年-2007 年）
药品采购费用（元）			
干预组	6191.65	15 849.16	9657.51
对照组	6088.43	10 763.11	4674.69
Δ（实施）-Δ（未实施）			4367.6
			(2956.36)

*括号内为标准差

2. 村卫生室服务供给情况的分析

对村卫生室的服务供给情况主要通过对比试点县的干预组和对照组村卫生室的人均基本卫生服务的提供情况，包括诊疗人次、肌内注射、静脉注射和药品提供方面的变化情况进行分析（表 5-7，表 5-8）。

表 5-7　试点 A 县干预、对照组村卫生室人均卫生服务提供

	人均诊疗人次		人均出诊人次		人均肌内注射次数		人均静脉注射次数		人均药品费用	
	2009 年	2010 年	2009 年	2010 年	2009 年	2010 年	2009 年	2010 年	2009 年	2010 年
干预组										
A 村	0.33	0.72	0.20	0.06	0.17	0.05	0.13	0.03	2.79	5.96
B 村	0.79	1.22	0.04	0.02	0.33	0.26	0.15	0.04	1.9	12.46
C 村	0.30	0.21	0.03	0.01	0.27	0.1	0.3	0.02	1.78	7.08
D 村	0.79	0.35	0.18	0.03	0.11	0.09	0.03	0.03	7.5	3.18
E 村	0.33	0.63	0.16	0.08	0.21	0.11	0.07	0.16	4.15	9.17
F 村	0.48	0.75	0.3	0.00	0.20	0.24	0.09	0.19	3.83	12.42
G 村	0.65	0.35	0.12	0.01	0.21	0.04	0.13	0.07	3.10	5.49
H 村	0.07	1.45	0.05	0.17	0.05	0.11	0.01	0.12	3.72	7.28
I 村	0.21	0.10	0.11	0.00	0.15	0.03	0.08	0.04	3.87	6.75
小计	0.42	0.64	0.15	0.03	0.19	0.14	0.10	0.15	3.49	8.95
对照组										
J 村	0.66	0.73	0.12	0.01	0.24	2.14	0.03	0.07	5.65	17.47
K 村	0.53	0.21	0.03	0.01	0.14	0.12	0.05	0.03	1.55	2.32
L 村	0.44	0.95	0.26	0.08	0.24	0.45	0.07	0.34	4.34	8.11
M 村	0.62	0.92	0.32	0.10	0.33	0.35	0.05	0.12	5.30	1.60
N 村	0.28	0.42	0.10	0.04	0.12	0.21	0.02	0.07	3.24	4.99
O 村	0.34	0.98	0.22	0.03	0.10	0.15	0.05	0.04	2.10	4.08
P 村	0.10	1.47	0.17	0.04	0.08	0.34	0.09	0.32	2.27	6.41
Q 村	0.35	0.14	0.08	0.00	0.07	0.07	0.02	0.03	1.48	1.37
小计	0.39	0.65	0.14	0.04	0.23	0.28	0.13	0.12	2.78	3.91
合计	0.40	0.65	0.15	0.04	0.21	0.22	0.12	0.13	3.12	6.16

表 5-8 试点 *B* 县干预、对照组村卫生室人均卫生服务提供

	人均诊疗人次		人均出诊人次		人均肌内注射次数		人均静脉注射次数		人均药品费用	
	2009 年	2010 年	2009 年	2010 年	2009 年	2010 年	2009 年	2010 年	2009 年	2010 年
干预组										
R 村	0.57	0.54	0.23	0.02	0.06	0.29	0.05	0.08	2.25	5.69
S 村	0.21	0.72	0.10	0.43	0.13	0.06	0.02	0.09	2.36	10.11
T 村	0.00	0.82	0.17	0.04	0.00	0.07	0.00	0.07	7.58	3.16
U 村	0.19	1.06	0.02	0.08	0.06	0.03	0.01	0.07	1.74	14.89
小计	0.33	0.77	0.11	0.12	0.07	0.11	0.02	0.07	2.26	9.91
对照组										
W 村	0.47	0.79	0.09	0.05	0.08	0.11	0.02	0.02	3.67	13.96
X 村	1.16	0.52	0.04	0.02	0.27	0.09	0.09	0.07	5.07	6.70
Y 村	0.21	0.79	0.10	0.15	1.12	0.04	0.03	0.02	1.48	8.24
Z 村	0.44	1.17	0.08	0.03	0.17	0.00	0.12	0.23	6.19	15.53
小计	0.55	0.86	0.07	0.04	0.34	0.06	0.06	0.10	4.28	11.78
合计	0.42	0.82	0.09	0.08	0.18	0.2	0.04	0.12	3.18	10.83

利用倍差法分析干预组采用"按人头支付+绩效考核"的混合支付方式对于村卫生室基本卫生服务提供的变化情况，其中卫生服务提供指标按村卫生室所在行政村的人均卫生服务量作为评价指标。分析结果表明（表 5-9），实施混合支付方式改革后，相对于对照组，干预组村卫生室诊疗人次有所提高，每行政村人均诊疗人次实际增加了 0.165 次/年，这也说明了在村级的混合支付方式中引入按项目付费的方式，即通过设置"处方费"的方式，确实能够有效地激励村医开展基本医疗服务。虽然出诊对于医生受到更大的经济激励（出诊处方费是 4 元），但当地人均出诊人次变化并不大，表明村医还是主要以村卫生室为主进行诊疗。从混合支付方式规范村医合理用药的效果来看，干预组的村医使用肌内注射和静脉注射情况有所下降，每行政村人均肌内注放射次数和人均静脉注射次数分别下降了 0.206 次/年和 0.038 次/年。这一结果也是与表 5-6 中肌内注射费用和静脉注射费用下降是相互印证，也说明实施混合支付方式改革，对于规范村医的不合理用药行为确实发挥了作用。

表 5-9 混合支付方式对村卫生室人均卫生服务供给影响净效应

	2009 年	2010 年	Δ（2010 年-2007 年）
人均诊疗人次			
干预组	0.339 0	0.774 0	0.435 0
对照组	0.435 5	0.705 4	0.269 9
Δ（实施）-Δ（未实施）			0.165
			(0.246) *
人均出诊人次			
干预组	0.118 5	0.064 3	−0.054 2
对照组	0.147 3	0.090 5	−0.056 8
Δ（实施）-Δ（未实施）			0.003
			(0.063)

续表

	2009 年	2010 年	Δ（2010 年-2007 年）
人均肌内注射次数			
干预组	0.137 3	0.135 8	-0.001 5
对照组	0.212 0	0.416 3	0.204 3
Δ（实施）-Δ（未实施）			-0.206
			(0.194)
人均静脉注射次数			
干预组	0.073 9	0.099 7	0.025 8
对照组	0.056 3	0.119 8	0.063 5
Δ（实施）-Δ（未实施）			-0.03 8
			(0.044)

*括号内标准差

五、讨论与小结

通过本章分析，支付方式设计不仅在基层医疗机构的补偿机制中起到资源流动阀门的作用，选择不同的支付方式会对供方产生不同的经济激励和收入风险，从而影响供方行为，包括医生的治疗方案和用药决策。由于处在委托-代理关系中的医患双方目标并不完全一致，因此单一支付方式下的供方逐利行为和风险规避行为并不能与患者的利益保持一致，医生的信息寻租行为还可能导致患者利益进一步损害。因此，基于多种支付方式的利弊取长补短，通过混合支付方式设计增强供方激励，调控财务风险，同时规制供方寻租行为，成为唯一的选择。本章在分析支付方式机制设计目标的基础上，解析支付方式设计的构成要素，分析付费单元、支付水平和预付对医疗服务质量、数量、费用、效率、医生收入风险和诱导需求的影响。在支付方式机制设计的理论基础上，对卫生领域中常见的支付方式进行了分析，包括供方行为的激励机制、财务风险产生的原因，以及医生由此产生的应对机制和对合理用药的影响。根据不同信息来源类型对支付方式进行分类，按照医生信息寻租的难易、对医疗服务和药品的数量和质量的选择和是否选择患者规避风险为目标，基于支付方和需方不同的需求进行混合支付方式设计。最后，以 N 省农村开展的"按人头付费+绩效考核"混合支付方式改革为案例研究，分析支付方式改革后对村医的收入激励和村卫生室服务供给产生的影响。

（一）支付方式经济激励的讨论

随着不同支付方式的研制和发展，以及其在医疗机构补偿中发挥着愈加重要的作用，对支付方式涵义的理解，已不局限于"向卫生服务提供者给付报酬"的界定，而且包括能够对卫生服务供方产生激励作用，影响医生的临床治疗方案和处方行为。支付方式已经成为实现卫生政策目标的手段，如改善医疗服务的质量、促进临床合理用药、控制医疗费用等。但是，不同的支付方式会产生不同的激励，导致供方行为的结果与政策设定的目标相背离。例如，很多观点认为按项目支付作为一种后付制促进了医生诱导需求和过度用药现象的发生，是一种"落后"的支付方式。但是任何一种支付方式都是一把"双刃剑"，按人头支付相对于按服务项目支付，能够较好地控制医疗费用，并且激励医生注重预防性服务，但是可能会导致医疗服务提供不足的问题。而按项目支付在提供可持续性的医疗服务、保证服务质量方面具有优势，这也是 N 省农村地区在设计混合支付方式中引入"处方费"的按门诊服务次数支付的原因。这对于目前我国正在开展的基层医疗机构综合改革具有重要启示，例如，单独实行药品零差率政策并不能有效地改变医生的处方行为，在本书第三章实证研究部分已经论证在干预地区零差率政策未能控制处方抗菌药使用比例。因此，应当在政策实施过程中相应调节服务供方的经济激励机制，促进医生给药决策的质量和效率。在混合支付方式的机制设计时，一方面既要考虑在支付方式机制构建时保留后付制的经济激励供方的作用，另一方面在支付方式设计时考虑到对供方的绩效考核机制，如 N 省农村地区的混合支付方式通过对供方给药行为的绩效考核，有效地控制了供方由于用药习惯和需方由于错误的用药观念而可能导致的抗菌药和注射增加的趋势。

（二）支付方式财务风险的讨论

根据各国的支付方式改革的发展趋势，都是从过去的按条目预算、按项目支付向按服务单元付费、按病种支付和总额预付的方式演变，从后付向预付转变，其目的之一是将支付方和需求承担的风险转嫁给服务供方，降低患者的医疗费用。这种发展趋势隐含的弊端在于：供方过度的承担财务风险将可能导致不作为，表现为推诿重症患者，转诊次数增加，提供医疗服务不充分，因降低药品的数量和质量而产生的不合理用药现象。因此，支付方式设计和改革中对财务风险，不能简单地将其视为"供方负担成本"的方式，而是应当将成本分担与激励机制相联系，通过机制设计让供方自觉认识到只要通过规范诊疗和合理用药，不仅没有收入上的损失，而且可以获得预期的收益，变"压力"为"动力"，即通过契约设计的激励相容理论发挥作用。

（三）支付方式信息租金规制的讨论

医患之间存在信息差距，卫生服务供方可以据此进行信息寻租。利用特定的支付方式可以解决信息寻租空间过大的问题，如按项目支付方式转变为按人头支付或总额预付的方式，但简单的支付方式之间的转变，可能会出现新的问题，如上文提到的筛选健康患者或推诿重症患者等现象。因此，仅通过变更支付方式的并不能获得理想的效果。只有通过不同支付方式的融合，才可能最大限度地降低信息寻租的负面影响，例如，德国门诊服务实施的点数付费法，是按项目支付和总额预付的复合，这实质上是支付机制设计者向卫生服务供方让渡了一部分信息租金，在预估的总额预付下可能的服务质量下降和按项目付费下的信息租金的给付之间作出的权衡，设计决策的标准根据不同支付方式下效率是否是帕累托改进。

参 考 文 献

何建法，徐芸. 2006. 淳安农村公共卫生服务改革的实践与思考 [J]. 卫生经济研究，7（7）：17-19.

简伟研. 2007. 医疗费用支付制度选择的研究 [D]. 北京：北京大学.

李秀娟，吕一刚. 2007. 医疗保险-医疗管理者参考 [M]. 上海：上海交通大学出版社.

Averill R F，Goldfield N I，Vertrees J C，et al. 2010. Achieving cost control，care coordination，and quality improvement through incremental payment system reform [J]. J Ambul Care Manage，33（1）：2-23.

Busse R，Riesberg A. 2004. Health care systems in transition：Germany. Copenhagen：European Observatory of Health Care Systems.

Cutler D，Zeckhauser R. 2000. The anatomy of health insurance. //Newhouse P J，Culyer A J. Handbook of health economics. Amsterdam：Elsevier

Daniel M. 1998. Provider payment mechanisms in health care：incentives，outcomes，and organizational impact in developing countries. Major Applied Research 2，Working Paper 2. Bethesda，MD：Partnerships for Health Reform Project，Abt Associates Inc.

Davis K，Bialek R，Parkinson M，et al. 1990. Paying for preventive care：moving the debate forward [J]. Am J Prev Med，6（4）：7-30.

Ellis R P，Miller M M. 2007. Provider payment methods and incentives. mimeo [J]. Boston：Department of Economics，Boston University.

Exter A，Hermans H，Dosljak M，et al. 2005. Health care systems in transition：Netherlands. Copenhagen，WHO Regional Office for Europe on behalf of the European Observatory on Health Systems and Policies.

Gosden T，Pedersen L，Torgerson D. 1999. How should we pay doctors? A systematic review of salary payments and their effect on doctor behavior [J]. QJM，92（1）：47-55.

Lewis M. 2010. Governance in health care delivery：raising performance [R]. World Bank.

Liu X Z. 2007. Public health services：what they are，who pays and how to pay. National Institutes of Health. International Technical Assistance Report for This Project.

Robinson J C. 2001. Theory and practice in the design of physician payment incentives. Milbank Quarterly，79（2）：149-177.

Sauvignet E. 2005. Le Financement du système de santé en France，WHO/EIP/HSF Discussion Paper，nr 1，75-80.

Vladescu C，Radulescu S. Improving primary health care：output-based contracting in Romania. World Bank Documents，http：//rru. world bank. org/Documents/OBAbook/13ch8. pdf.

第六章　激励相容约束视角下供方合理用药行为契约设计

通过本研究第二章对医患间的委托-代理关系的解释和对信息租金不同规制效果表明，需要通过激励性规制的方法规范服务供方的用药行为。从规制经济学角度看，激励性规制机制在政策制定和实施过程中得以体现和发挥作用，可以是激励机制和约束机制在一项政策中的有机融合，也可以是具有不同功能的政策之间有效配套联合；从契约理论的视角分析，则是指对作为契约方的卫生服务供者是否产生了激励相容约束机制。基于此，本章旨在分析前述各章相关政策和改革措施是否能够对供方合理用药行为产生激励相容约束。在分析思路上，本部分通过机制剖析，即分析：①相关政策和措施是否对规范用药行为产生了约束，约束机制和约束效果如何；②基于政策约束作用下的服务供方，是否受到相应的经济激励"补偿"，激励机制如何发挥作用，激励强度如何；③根据现行政策激励相容约束的实现程度，构建促进供方合理用药行为的医患契约。

一、研 究 对 象

根据本研究第三章关于供方不合理用药的信息寻租空间（见第三章图 3-1），基层医疗机构不合理用药行为的产生来源可以通过药品的招标环节、药品定价环节、通过财政和医保对医疗机构进行的补偿环节和医生的处方过程。针对在上述环节中供方可能发生的寻租空间，政府通过制定相关的药品集中招标采购方案、药品零差率政策、基层医疗机构补偿机制改革、支付制度调整和处方行为干预等措施规范供方合理用药行为。各环节采取的各项政策和措施详见表 6-1。

二、政策的约束机制分析

1. 招标环节

在药品的招标环节，主要通过药品的遴选方式、中标药品品牌数量限制和分离基层医疗机构的药品采购决策权对服务供方在此环节可能发生的寻租行为进行约束。

从药品的遴选方式看，主要是以药品价格和质量作为评价指标，通过竞争性淘汰的方式实现最优价格和质量的组合。从具体的约束方式上看，包括主观评定（打分法）和客观评定（指标直接排序）两种可供选择的方法进行约束。研究发现，客观评定的方法通过竞争性博弈的方式能够较好地促进真实价格的发现，逼近药品的成本，使得服务供方很难通过药品中标价格的高低进行寻租，具有较强的约束力度，目前我国各省市利用药品集中采购平台通过网上公开招标的方式客观评定法的具体表现形式。但是，客观评定法对药品质量等非量化指标则很难发挥约束机制。现场调研结果发现，目前通过药品集中招标采购有效降低了药品中标价，但是对中标药品质量的约束效果并不理想。针对这种情况，可以借鉴"定性指标定量化"的思路，通过对药品质量、药品生产企业的声誉、规制等进行打分的形式，甄别药品质量的真实信息。

从中标药品品牌数量限制角度看，其主要机制是通过减少中标数量，增加药品生产商在招标环节的竞争压力。如果每个品种的药品可以有多个品规中标，不仅缓解了企业的压力，不能有效地形成约束机制，而且多品规中标，也导致中标企业很难预期可获得的市场份额，导致与医疗机构签订的契约实质上只是来源合同，无法实现"量价挂钩"；而如果中标品规越少，竞争的压力和被淘汰的可能性就越大。只有具有竞争性药品竞标价格和药品质量才有可能在招标环节避免被淘汰，获得相应的市场份额。在我国目前的基层医疗机构的药品集中招标采购过程中，越来越注重对中标品牌数量的限定，如有的地区采取"一品一规"的方式，形成了严格的约束机制。

从分离药品采购权的角度看，剥离基层医疗机构实际掌控的药品采购权，使得供方无法根据自身利益最大化的原则采购和使用药品。因为基于利益驱动就可能导致医生的给药方案是自利的，而非最有利于患者合理用药的选择。因此，分离基层医疗机构的采购权，从源头上约束了供方不合理用药的可能。

2.定价环节

对于药品定价的约束机制，主要通过药品成本和加成率两个方面进行规制。在药品成本方面，无论是药品生产成本抑或采购成本，由于患者或支付方与卫生服务供方存在信息差距，基层医疗机构既不可能主动显示真实的药品信息，也可以利用信息优势对一般性的规制采取应对行为而导致规制失灵。因此，对于药品成本的约束机制，本研究建议在药品定价环节之前就予以确定，即通过药品招标环节对药品成本进行约束，通过竞争性招标的方式（如特许投标竞争法）甄别成本信息；对于药品加成率，本研究发现，只要在药品定价中制定正向的加成率，使得供方的净收益与药品收入正相关，在信息优势条件下，作为理性人的医生基于自利的考虑，在制订给药决策时，都不可能完全根据患者的疾病诊断和临床指征开药，可能出现不合理用药行为。因此，为了消弭药品收益对供方的负向经济激励，通过消除药品加成的方式，即采取药品零差率，对供方进行约束。药品零差率政策，只是对供方不合理用药行为的约束机制，本身并不存在对供方但是合理用药的激励，因此需要采取其他配套措施与零差率政策联合形成激励相容约束。

3. 补偿环节

补偿环节主要针对医疗机构的运行成本和开展业务活动造成的亏损进行补偿，也包括基层医疗机构因实行药品零差率而造成的供方合理收入减少部分而进行一定程度的补助。补偿的基本职能是弥补卫生资源的消耗，是对卫生服务供方的一种激励机制。对基层医疗机构采取不同的补偿机制，供方会受到因不同的激励方式在逐利的动机下采取不同的用药行为。因此，通过补偿机制的设计，将供方收入的补偿方式和补偿水平与合理用药水平相关联，对供方的用药行为产生约束机制。

通过补偿机制对供方用药行为约束，可以对基层医疗机构用药成本、价格和使用量情况，以及医生的用药方案进行考核后对医疗机构合理亏损部分进行补偿。但是通过前文的分析，由于存在信息不对称，对基层医疗机构的药品使用范围和使用行为的考核，需要大量的信息搜寻成本，甚至根本不可行。因此，基于事后考核进行补偿的方式并不是促进合理用药的最佳选择。在补偿机制设计时，可以通过取消补偿机制与药品使用的关联，即医疗机构收入的多少与药品收入的多少无关，取消补偿收入对药品收入的经济激励作用；当然，此种方式对供方的控药行为约束力度较弱，可以通过形成补偿水平与药品收入的反向关系，即补偿收入水平随着药品收入的增加而减少，以增强对供方合理用药行为的约束力度。

4. 支付环节

支付环节主要指财政或医保资金对供方具体的支付方式。支付方式对于服务供方行为的影响，包括对医生的用药行为的影响比较复杂。在概念上，支付方式不仅是向供方提供报酬的过程，而且在具体的实现形式上起到资源流动"阀门"的作用。从支付方式构建机制上来说，付费单元的大小、支付水平的高低、支付时间的选择和支付水平的调整，会导致相同的供方采取不同的行为和应对措施。从作用机制上看，支付方式通过对供方产生不同程度的经济风险和经济激励形成不同的约束机制和激励机制。

支付方式对供方的约束机制来源于经济风险，而经济风险是由于支付时间的提前、付费单元集中度的提高、投入型支付向产出型支付转变而造成的。经济风险作为一种约束机制能够对供方产生较好的规制作用，因此，从约束医生用药行为的角度出发，在支付方式的设计趋势上，根据经济风险的影响因素，支付方式更多地向预付、向高度融合的付费单元（如住院日、病种、服务单元、总额付费）的方向调整。在一项完整的卫生政策设计或卫生体制改革中，都应当包括支付方式调整的内容。例如，在本文论述的基层医疗机构综合改革中，在规范供方合理用药行为方面，通过药品零差率和医疗机构补偿机制消弭医生通过药品加成增加自身收入的负向经济激励，但是调研结果发现，在实施相关政策干预后，某些药品，如抗菌药，仍保持一定程度的增长。如果能够配套针对性的支付方式改革，对基层医疗机构的用药行为产生经济风险，通过多项政策联动，可以达到规范合理用药行为的目的。

但是任何支付方式都不是"完美"的，从经济风险的角度看，过度的转嫁风险到供方，将会导致供方通过信息寻租行为规避风险，可以表现为医生提供药品不足、提供疗效较差的药品，形成用药不足的不合理用药现象，因此在支付方式改革的一个重要趋势就是各种支付方式的混合，而从本质上看，则是不同支付方式的经济风险和经济激励的权衡，通过激励相容约束机制调控供方用药行为。

5. 处方行为

对于处方行为的约束，一般通过其他约束或激励性政策共同产生约束作用，如通过药品零差率政策改变医生大处方的经济激励，通过特定的补偿机制和支付方式对医生的处方行为产生约束作用。

对于单独约束医生处方行为的措施，一般通过制定相关的医疗机构内部医生行为规范予以规范，如处方规范与指南、处方结构控制、处方费用控制的形式，这不仅为基层医生提供可直接应用的专业信号，更重要的是使得处于信息劣势的患者获得明确的药品信息，使患者能够以较低的搜索成本获得相对真实的药品的成本和质量信息，同时也增加了医生通过信息优势进行不合理处方的难度。我国在实施基本药物制度后，通过制定的《国家基本药物临床应用指南》和《国家基本药物处方集》对基层医疗机构的医生的处方行为进行指导规范。此类医生处方行为的约束机制，本身不存在对供方合理用药行为的激励，并且通常以行政考核和医疗机构内部考核予以规制，约束力度较弱，促进合理用药效果不佳。可以通过支付方式调整对供方的激励机制，通过对医生的处方行为规范和合理用药行为予以经济激励，与处方行为规范约束机制共同促进供方合理用药行为。

三、基于约束条件下政策激励机制分析

1. 招标环节

药品招标实质上就是一种拍卖机制，如果机制设计合理，执行严格，对于竞标者和拍卖方而言，约束和激励是内在统一的。具体而言，在分离基层医疗机构药品采购权的基础上，以没有直接经济利益关联的政府药品采购中心作为采购主体，通过科学的遴选方式对药品价格和质量进行信息甄别，由于严格限定中标品牌数量，在"量价挂钩"形式的契约方式下，药品生产企业可以获得一个区域所有的市场份额，通过规模经济的方式激励企业自愿以"价格换市场"，获得最大的经济利益。从契约的激励强度看，中标品牌数量限制越严格，提供的市场份额越高，则激励的强度就越大。

从目前我国基层医疗机构药品集中采购的改革实践看，根据中央政府对药品采购的政策规定，越来越多的地区借鉴印度基本药物招标的特许投标竞争法，使用"双信封"的遴选方式、"一品一规"的中标方法和设置专门的省级药品集中招标采购平台行使采购权。从实践的效果看，根据调研的结果分析，严格实施集中采购的省市，能够有效对药品成本信息进行甄别，能够明显地降低药品中标价格，在基层医疗机构实施药品零差率的配套措施下，有利于促进合理用药。但是目前尚无药品质量信息甄别有效的证据，这在一定程度上反映了我国药品招标的遴选方式还存在主观性，未能对药品质量形成有效的激励相容约束。

2. 补偿环节

补偿环节对于医疗机构的激励机制主要体现在两个维度：一方面对于医疗机构运营成本和开展业务活动，尤其是公益性活动造成的亏损进行补偿。例如，在药品定价环节，实施药品零差率，本身不存在激励机制，需要通过补偿对其予以经济支持，保证政策的可持续性。另一方面，更重要的是，补偿对于服务供方有激励作用，可以是正向推动，也可以是负向作用，因此在很大程度上，补偿机制设计的核心是激励机制调整。为了激励供方能够合理用药，可以在激励机制设计时，让支付方和供方在利益目标上达成一致，例如，通过收益增量剩余索取的方式，让医生能够享有因合理用药而带来的成本节约收益，在激励机制上让供方自觉认识到合理用药的结果优于诱导需求的结果。

由于药品零差率政策触发了我国基层医疗机构综合补偿机制改革，不直接对因零差率后减少的药品收入给予补偿，而是通过绩效考核的形式对基层医疗机构和医生的工作绩效，包括用药水平的指标予以补助。从机制设计的角度而言，这是一种根据供方合理用药水平进行补偿的方式，对于促进基层医疗机构合理用药水平具有较好的效果。但是在调研中发现，目前综合改革尚不完善，对于激励合理用药的作用并不明显。一方面是在对医疗机构进行绩效考核时，绩效补助的绝对水平不足，未能对供方形成有效激励，另一方面对医生的绩效工资设计不当，未能体现"绩效"及由绩效带来的工资水平差异，故不能对倾向诱导患者用药需求的医生形成有效激励。

因此，为了对实施药品零差率政策形成有效激励机制，促进基层医疗机构合理用药水平，补偿机制的设计原则是"根据供方合理用药水平和药品使用节约的努力程度进行不同水平的补偿"。基于目前基层医疗机构实施综合改革实践现况与效果，在补偿目标上，要形成针对供方合理用药水平的专门性考核；在绩效考核设计上，一方面对机构的补助水平要根据其实际情况相机补偿，另一方面对于基层医生的绩效工资设计，要体现"绩效"作用，通过在不同医生合理用药考核水平之间设置工资差距，引入医生间的良性竞争，促进合理用药水平。但是，上文已经提到，由于信息差距的存在，补偿方仅通过考核的方式很难实现供方合理用药的目标，同时经济学是解决"稀缺性"的问题，不能一味地通过提高补偿水平促进合理用药（而且仅通过提高补偿水平也很难达到合理用药），还需要通过支付方式与药品价格政策、补偿机制的联合效应共同实现。

3. 支付环节

通过上文支付方式的约束机制分析表明，过度的经济风险可能导致医生通过减少用药的方式规避风险，即没有形成良好的激励相容约束机制，因此需要通过不同支付方式之间的融合，而实质上是约束机制和激励机制的权衡，调控供方的合理用药行为。因此，基于激励的需求，需要在混合支付方式中融入后付或薪酬制的方式对供方予以激励。

后付制或按项目付费方式对供方具有较强的激励强度，但因易于导致供方诱导需求而被诟病；薪酬制则因难以提高医生的生产率亦不能单独采用。采用不同支付方式的混合，其基本原则应当是预付和后付的复合，形成约束和激励融合，但是否就能够形成有效的激励相容约束，则要根据具体的当地情况、经济水平和政策环境而采取不同支付方式融合。本研究在对支付方式的激励相容约束机制研究中，在混合支付方式构建策略中，考虑患者、支付方、决策者对于供方激励、调控经济风险和规制信息租金的不同需求，提出针对不同政策环境构建混合支付方式的策略。在案例介绍中，本研究介绍的 N 省农村地区混合支付方式改革，是在我国西部农村地区经济水平发展落后，而村医收入水平低下，而当地在先期实行"药品三统一"政策和按人头付费的基础上，导致当地村卫生室药品提供不足。基于此种情况，N 省采取"按人头支付+绩效考核"，具体而言，在原有按人头付费的基础上，引用按项目付费的方式，具体表现为"处方费"的形式，激励当地村医提供常规的药事服务，同时，提供村医工资，增加医生从事医疗服务工作的激励和避免村医流失，通过绩效考核，又在很大程度上避免了村医过度用药的可能。因此，通过一系列后付与预付的联合，以及薪酬制和绩效考核的引入，形成了较为合理的村医用药激励相容约束机制。

表 6-1 我国基层医疗机构综合改革规范供方合理用药行为政策的约束和激励机制分析

环节	措施和实践	约束机制	激励机制	激励相容约束	规范用药效果	不足之处
招标环节	药品集中招标采购平台;药品客观评定法;"一品一规",竞争性投标标法	剥离基层医疗机构药品采购权,取消供方基于自利采购药品;客观遴选方式甄别药品成本信息;严格限定中标药品牌数量,增加竞标企业竞争力度,降低中标药品价格	规模经济,一个地区某品规的独家经营权	"以价换市场",具有较好的激励相容约束机制	通过分离采购决策权和拍卖机制中的信息甄别技术,最大程度上采购具有成本效果的药品,在招标过程中将疗效一般但价格过高的药品淘汰	对于非量化指标,如药品质量、疗效,尚无完善的客观遴选方法,可能低质低价的药品中标
定价环节	药品零差率政策	取消药品加成,消弭药品加成造成收入与处方的供方经济激励扭曲	措施本身无激励作用,需要通过财政或医保补偿,或提高医疗服务价格交叉补贴	此项措施实现激励相容约束的关键在于补偿性配套措施能够根据供方的用药水平相应补偿	取消医生基于利润导向的给药决策,避免大处方导致的过度用药	消除供方用药负向经济激励不代表合理用药机制的形成,没有对因用药习惯等造成的过度用药行为的惩戒机制
补偿环节	基于绩效考核和绩效工资的基层医疗机构综合补偿	取消补偿机制与药品使用的关联性,成形补偿水平与药品收入的反向关系	以供方合理用药范围和药品成本节约程度为标准进行补偿	以收益增量剩余索取方式,使支付方与供方的利益目标达成一致,形成合理用药的结果优于诱导需求的收益	根据绩效考核用药水平优势相机制补偿;通过绩效工资设计形成有利于合理用药的竞争性收入分配机制	无合理用药行为的专考核机制;绩效工资水平能拉开不同用药水平的收入差距;绩效考核投入未能形成有效的激励相容约束
支付环节	各地开展的后付制或混合支付方式改革	不合理用药导致的经济风险	在混合支付方式中引入后付成分或薪酬	预付与后付的有机融合,在服务量或费用总额控制的前提下,根据供方的用药水平进行支付	由于过度用药产生的经济风险抑制供方行为,规范用药的预期收益激励供方合理用药	支付方式对于规范供方用药行为的主要问题是导致药品供方不足的可能性;而在混合支付方式中通过引入适度的后付成分,激励药品的常规使用,存在技术上难以准确测量的问题
处方环节	医生处方行为规范改革制度与指南	通过处方规范与指南结构对费用控制规范供方用药行为;降低患者对药品使用方法、价格、质量信息的搜寻成本	此类措施一般无激励作用,个别地区对规范处方行为的优秀者予以一定程度的奖励	与支付方式联合使用,发挥支付方式经济激励作用	通过处方行为规范,结构成本考核机制规范医生用药水平	行政监督成本过高,医疗机构内部考核机制流于形式

四、基于激励相容约束视角的供方合理用药行为契约设计

通过上述我国基层医疗机构综合改革中实施的各项政策和措施对于规范供方合理用药行为的激励和约束机制分析，各项举措在药品流通和使用领域取得了一定的成效，也有规制失灵的结果，但总体上各项政策之间没有形成联合效应，未能通过激励相容约束机制促进供方合理用药。本研究基于契约视角，结合现行基层医疗机构综合改革的政策基础，针对影响供方合理用药的药品招标、定价、补偿、支付和处方环节设定契约条款，以完整履约的形式改进并联合各相关政策，实现合理用药的激励相容约束机制（图 6-1）。

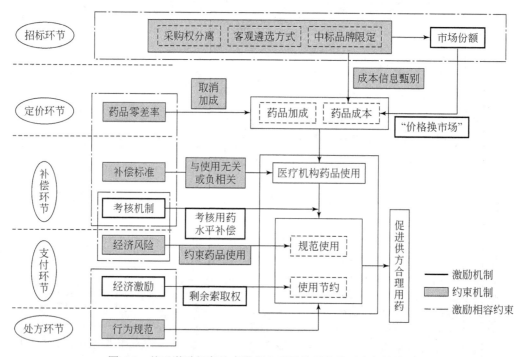

图 6-1 基于激励相容约束供方合理用药行为的医患契约设计

首先，由于药品零售价格的影响因素是药品采购价和加成率，药品采购价直接受药品招标影响。因此，在药品招标环节，实施竞争性的药品集中招标方式，省药品采购中心行使采购决策权；对竞标企业药品价格、质量和声誉，通过价格指标和打分法采用客观遴选方式，同等重视药品的商务标和技术标；中标品牌数量限定"一品一规"，保证竞标企业之间的竞争，甄别药品成本信息，对于中标企业获得规定区域内的独家经营权。

其次，为了保证基层医疗机构不通过药品加成收入诱导患者药品需求，消弭供方负向经济扭曲，对于基层医疗机构的药品售销方式按零差率方式出售。

第三，为了弥补基层医疗机构药品零差率销售导致的机构收支差额和医生合理收入的减少，通过绩效考核和绩效工资分别予以补偿。绩效考核通过"核定收入、核定支出、绩

效补差额"的方式补助，对于医疗机构补偿，根据核定工作范围内活动予以补偿，取消根据药品实际收入或实行零差率实际亏损部分进行专项补助的方法；同时在绩效考核体系中，设置专门评价基层医疗机构合理用药评价体系，作为绩效补助的重要评价指标。基层医生的绩效工资设计，同样以合理用药评价体系作为重要考核指标，合理拉开不同用药水平医务人员之间的工资差距。

第四，在基层医疗机构内部制定医生处方行为规范，由卫生行政部门制定适宜的惩戒机制，对医生处方结构和处方费用进行监管。

第五，针对基层医疗机构实施药品零差率、补偿机制改革、处方行为干预措施后可能出现的药品提供过度或不足的情况，各地区根据现实情况采取混合支付方式改革，通过经济风险规范药品合理使用，使用不当将导致收入风险增加；对规范用药行为，包括规范处方行为的基层医疗机构和医生，通过对合理节约药品使用的剩余资金部分和全部留归进行经济激励。

最后，通过基层医疗机构作为契约方的完整履约，保证各条款激励作用和约束机制的相互作用，形成激励相容约束，促进基层医疗机构和基层医生的合理用药。

五、讨论与小结

正如菲吕博腾所指出的，任何交易都是通过一定的契约形式进行的。契约不仅是从事交易的方式，而且通过契约可以创造不同经济形势的经济构架和权力结构。本章通过综合我国基层医疗机构综合改革相关政策规定和实施实践，通过医患之间就健康进行"交易"的过程设计契约，利用契约理论中的激励相容约束机制有机融合上述政策对于促进基层医疗机构合理用药的激励机制和约束机制，结合现行政策规定和规制执行的实际效果设计促进合理用药行为的契约条款，达到了根据供方合理用药水平进行相机支付补偿的方式，在机制设计上实现了使医疗服务供方自觉认识到合理用药的收益优于诱导患者需求的目的。

参 考 文 献

菲吕博腾，瑞切特. 1998.新制度经济学［M］．上海：上海财经大学出版社.

Eucken W. 1951.This unsuccessful age or the pains of economic progress［M］.New York：Oxford University Press.

第七章 总体结论与政策建议

一、主要结论

（1）基层医疗机构不合理用药行为除了受到卫生服务供方主观性用药习惯和服务需方个体性差异影响外，外生性经济运行机制、药品价格政策、医疗机构补偿机制等经济激励因素和内生性的医生诱导需求，以及两者间的相互作用产生了供方不合理用药的重要动机。医患之间的信息不对称状态和委托-代理关系使得不合理用药行为的发生成为可能。激励医生合理用药的成本由于信息租金的存在而提高了。不同于一般性寻租，对于信息寻租行为采取不同强度的规制，会弱化医疗服务提供者的积极性或者药品成本节约努力的懈怠，造成药品提供不足或过度提供的两难局面，必须通过激励性规制手段，即根据服务供方的合理用药水平和药品成本节约的努力程度制订不同水平的补偿规则。

（2）通过对我国基层医疗机构药品招标方式的介绍和信息甄别机制的分析，由于通过主观评定方式对竞标药品进行遴选，对于药品成本信息甄别能力不强；对于中标药品品牌数量未严格限定，导致在招标环节竞标药品生产企业竞争不充分，无法通过拍卖机制设计"逼近"药品成本真实信息；未分离药品采购决策权，医疗机构在药品招标环节占据主动地位，同时拥有药品市场需求和临床使用的优势信息，在我国药品价格采用收益率规制（药品加成）的影响下，通过采购价格昂贵或以单独议价的方式获取信息租金。通过对我国基层医疗机构药品招标改革实践的考察，信息甄别机制的作用在招标环节受到重视，在招标环节引入竞争机制，但是目前政策关注点在于药品价格，中标价格规制取得成效，但忽视了竞标药品质量要求，服务供方反映基层医疗机构药品疗效有下降趋势。

（3）基层医疗机构通过药品零差率政策和处方行为规制措施取消了基层医疗机构多年来的药品加成收入来源，改变了"以药补医"补偿模式，切断了药品收入与医务人员收入的经济链条，从而消除了医疗行为尤其是医生处方行为的经济驱动力，使得医疗行为回归理性。通过消弭基层医生诱导需求的经济激励后，门诊处方金额下降，西药和中成药使用分别具有下降和上升趋势，基本医疗保险和基本药物制度对于推动合理用药行为具有推动作用；从抗生素类药品使用情况看，输液比例使用趋势下降，激素和针剂使用情况下降不明显，抗菌类药物在实施上述政策干预后仍然保持上升态势，这与供方多年形成用药习惯和需方常年导致的抗菌药耐药性，以及药品遴选效果有关；按疾病别进行分类分析，慢性病的抗生素类药品过度使用趋势有所扭转，急性病输液、激素和针剂使用比例有所下降。药品使用消耗的人力成本和医疗机构固定成本对于药品使用具有经济导向作用。

（4）药品零差率政策触发了我国基层医疗机构补偿机制和绩效考核的综合改革，通过核定基层医疗机构承担的工作任务和业务收支，通过考核包括合理用药水平在内的卫生服务提供绩效的基础上进行综合补偿，改变了基层医疗机构依靠药品加成收入获得经济补偿的激励机制，保障了基层使医务人员基本待遇。在实施基层医疗机构综合改革之前，大部分基层医疗机构从财政获得的补助较少，医疗机构"以药补医"，主要从药品收入中获得经济补偿，部分业务情况较差的医疗机构发展艰难，医务人员工资水平较低甚至不能按时发放。实施药品零差率政策后，为解决基层机构经济补偿问题同步进行的基层医疗机构综合改革，实行财政补助、绩效考核，明确了基层医疗机构的公益性职能定位，同时基层机构医务人员只要保质保量完成核定任务，其工资就能得到保障，且工资水平与当地公务员或事业单位平均水平相当，消除了医务人员的后顾之忧。

（5）当前基层医疗机构综合补偿模式对于激励规范用药效果并不显著。除政策实施效果滞后性等原因外，与综合补偿模式中绩效考核机制设计有关，包括因基层医疗机构编制偏低而导致补偿水平低于实际需要；基层医疗机构收支核定采取双重标准，导致核定收入大于支出，影响医疗机构补差额的补助水平。另外，绩效考核设计中尚未制订合理用药水平的专项考核，而是采取多维综合考核机制，这也稀释了补偿水平对规范用药行为的激励程度。因此，由于绩效考核设计不当并由此导致补助水平偏低，使得综合补偿方式不能很好地发挥对基层医疗机构规范用药的激励作用。

（6）基层医务人员绩效工资设计不合理，有效经济激励机制尚未形成，同时有可能导致不合理用药行为发生。一方面，部分地区绩效考核标准重数量轻质量，未能体现医生工作质量的差异性。对于基层医务人员的绩效考核主要是评判是否达到既定的工作数量，对于服务质量和水平的关注较少，这也是在零差率情况下药品规范使用效果不佳的原因之一，更缺乏服务和用药行为的质量判定的客观标准。另一方面，绩效工资比重设计偏低，未能形成有效的工资水平差距，同时总体收入水平下降，不能对医生的工作积极性和合理用药行为产生有效激励，没有实现绩效工资设计初衷。另外，由于对医生收入补偿不足或绩效工资设计不合理导致的收入水平降低，使得医务人员通过其他方式规避收入风险，如更多地提供中草药和中药饮片等具有加成收入的药品，或者从"大处方"转向"大检查"，或者推诿和上转患者到更高级别医疗机构，这与新医改卫生服务下沉基层的初衷相背离，也增加了患者不合理用药可能性和经济负担。

（7）目前，学界和决策者在"实行混合支付方式"和"后付转预付"方面达成基本一致，但尚没有很好地解决支付方式干预后可能出现的服务提供激励不足和筛选患者规避风险的问题。透过支付方式设计的表象，本质上是支付方式改革后激励机制异化的问题，支付方式改革的目的在于供方成本共担的规制，因此激励机制的调整应当是利益共享目标的实现。本研究基于激励性规制指导原则，根据现实不同制度环境对规制供方信息租金、激励供方的需求和调控供方收入风险的需要设计混合支付方式模型。同时以 N 省农村地区"按人头付费+绩效考核"混合支付方式进行案例研究，说明在以预付为特征的混合支付方式改革中，以特定形式引入按项目付费，如处方费的方式和通过薪酬制降低供方收入风险，使得混合支付方式设计策略可以在规制（如用药不足）和激励（如过度用药）供方行为之间达到平衡，即对供方形成激励约束机制，促进合理用药。

二、政 策 建 议

（1）基层医疗机构综合改革应当通过各项政策举措之间的联动效应促进供方合理用药

行为。目前，在我国基层医疗机构实施的多项改革举措机制设计各不相同。规制性政策通过约束机制规范供方用药行为，经济补偿性政策通过调整供方经济激励扭曲引导供方合理用药。共同实施基层医疗机构综合改革有可能导致激励机制混乱，不能达到规范用药的目的。建议在综合改革的整体设计时，通过激励相容约束机制促进供方合理用药。具体而言，既可以是单项政策内约束机制和激励机制的有机融合，也可以是规制性举措与补偿性政策的配套联合，形成根据供方合理用药水平进行相机支付补偿的方式，在机制设计上实现服务供方通过合理用药行为的收益优于诱导患者需求的激励性规制目标。

（2）在分离基层医疗机构药品实际采购权的基础上，严格限定药品中标品牌数量的同时，让渡一个地区中标品牌的独家经营权。由于医疗服务市场进入壁垒很高，且医疗服务行业属于技术密集型行业，所以往往很难在医疗服务交易市场形成充分的药品价格竞争，医疗机构在拥有信息优势的条件下，基于逐利的目的以利润为价值导向向患者诱导高价或过度提供药品。为了保证药品价格的充分竞争，可以将交易市场内竞争转移到招标环节竞争，通过招标机制的设计，借鉴特许投标竞争法的方式制订基层医疗机构药品招标流程，在分离医疗机构药品采购决策权的基础上，通过药品客观遴选（尤其注重竞标药品质量指标）方式和严格限制中标药品品牌数量，规制中标药品的价格和质量，同时允诺竞标企业在中标后可以获得一个区域的独家生产和经营权，激励竞标企业自愿通过激烈竞争降低中标价格和促进药品质量，同时在"价格换市场"的过程中招标方获得真实的药品成本和质量信息。

（3）分离药品定价机制中的经济激励因素，结合激励性配套措施规范基层医疗机构用药水平。通过对我国基层医疗机构药品价格规制机制的分析，药品加成对于供方具有正向经济激励诱导患者药品需求，如果单独在定价环节对药品加成予以约束，则由于供方的信息优势而导致规制失灵，出现患者服用药品的数量、质量与其疾病诊断或临床指标不相匹配的现象，而具有成本效果的药品却有价无市，出现"劣币驱逐良币"。因此，从消弭医生用药行为中逐利的角度出发，在药品定价机制中分离经济激励因素的负向作用，改变药品定价机制中经济激励扭曲，通过完全取消药品加成，实行零差率定价方法改变医生以利润为价值导向的开药方式。作为药品零差率政策的激励性配套措施，可以通过市场机制，在降低药品零售价格获得市场份额和提高医疗服务价格水平基础上，对药品零加成的经济损失进行交叉补贴；也可以通过政府干预，通过考核基层医疗机构用药范围和基层医务人员的用药水平，对合理亏损部分进行财政补助或医保补偿。

（4）综合使用经济激励手段和非经济激励措施共同促进基层医疗机构合理用药行为。实施基层医疗机构综合改革，通过基本药物制度、药品零差率政策和医生处方行为规范等手段对服务供方信息寻租行为进行规制。在一定程度上达到了政策预期效果，如药品处方费用、西药、中成药和基本药物使用倾向上的改变，以及部分抗生素类药品使用比例的下降，反映了药品零差率等措施取消基层医生负向激励的效果。但是经济激励扭曲的改变不代表适宜激励机制的建立与合理用药行为的形成，如按疾病别分类的抗菌药等药品使用情况仍不容乐观。非预期性结果表明，抑制服务供方诱导需求的条件和动机，与供方合理用药结果并不具有完全相关性。因此，利用医疗机构补偿机制和医保支付方式建立符合合理用药价值的经济激励机制，如根据基层医疗机构的合理用药水平进行激励性补偿，通过支付方式对供方产生不合理用药的经济风险，以及促进社区规范用药的非经济激励机制构建，如 WHO 提倡的供方的在岗继续教育培训和需方的药品使用的公众教育，以及制定和使用循证临床指南或治疗标准（STG）等措施，通过经济激励和非经济激励的联合使用，共同促进基层医疗机构的合理用药行为。

（5）基层医疗机构综合补偿模式重在营造适宜的供方激励机制。在进行基层医疗机构综合改革或采取综合补偿的地区，既要保证医务人员积极性，又要着力兼顾效率原则。在以绩效考核为基础的综合补偿原则下，营造适宜的激励机制。综合补偿方式所要解决的难题，是如何通过绩效考核，形成更加科学合理的医疗机构补偿机制和医务人员收入分配机制。在综合改革初期，由于绩效考核后缩小了机构之间、同一机构个人之间的收入差异，出现了服务少收入少的机构和医务人员满意，服务量多的机构和医务人员骨干积极性受损、工作懈怠的现象和反响，这在一定程度上影响了基层医疗机构医务人员规范用药的积极性。应当在设计供方合理用药水平考核机制下，提高绩效工资比重，合理拉开工资水平差距，形成适宜的经济激励机制促进合理用药。

（6）针对实施药品零差率和综合补偿后，用药水平仍不合理的基层医疗机构实行以总额预付为主体的支付方式改革。在实施药品零差率和综合补偿后供方仍不合理用药的原因是没有形成有效的收入风险机制，因此需要引入具有较高收入风险的支付方式对供方不合理用药行为予以约束。考虑到基层医疗机构在技术层面很难实现按病种付费或按单元付费，而按人头付费更侧重于公共卫生服务，故通过总额预付的方式，对供方产生足够的经济风险，与药品零差率和通过绩效考核进行综合补偿的举措联合使用，对供方用药行为有产生有效的激励约束机制。

（7）以财政为主的多种投入方式扭转以药补医机制，以补偿激励促进药物合理使用。目前，基层医疗机构实施零差率政策而减少的收入主要是由财政补助予以弥补，在药品零差率步入常态后，争取以多种方式提供经济补偿，财政常规和专项补助（包括公共卫生服务经费）、一般诊疗费收入、医疗保险支付等应成为基层医疗机构的收入主体，有条件地逐步扭转以药补医状况。另外，不同的投入方式应匹配相应的激励机制。财政补助投入主要依据绩效考核结果，综合反映医疗机构的总体运行效率、服务提供数量和质量、居民满意度等，重视调动医务人员的工作积极性。一般诊疗费在合理定价的基础上，有助于促进医务人员合理用药水平和提高医务工作质量。医保基金将在筹资和支付环节发挥对医疗机构及其医务人员的引导作用。在多种投入方式下，应使投入方对药品使用的成本效益与促进合理用药的长期效益形成广泛共识，各方投入可以在相应的补偿-激励机制下有效调控医务人员的用药行为，运用多种经济手段促进药物合理使用。

三、研究创新与不足

（一）研究创新

（1）不同于以往供方不合理用药行为的规制性研究，本研究发现，在信息不对称条件下，与患者形成委托-代理关系的服务供方可以导致规制失灵。通过理论分析激励机制和规制工具的内涵，发现两者的内在统一，进一步采用激励性规制的理念对供方不合理用药行为进行研究，并结合契约理论中激励相容约束理论，设计激励性规制机制规范供方用药行为，这在合理用药行为研究中具有一定创新性。

（2）本书首次提出通过按信息来源类型对支付方式进行分类，分析基于不同信息来源的支付方式的信息寻租规制作用、财务风险大小和经济激励作用，并在此理论指导下，提出混合支付方式构建策略和理论依据。

（3）本书在社会学研究中引入准实验前瞻性设计，按照随机化原则进行分组，在计量分析方法中，使用倍差法消除混杂因素的效应，比较精确地反映了干预研究的净效应。

（二）不足之处

（1）本书对合理用药行为研究，主要通过经济激励和约束机制对供方行为进行分析，没有考虑其他非经济激励（如声誉、晋升等）、社会文化、经济发展水平、政策环境对供方行为的影响。另外，不合理用药行为也可能源于需方，本文并没有对此进行分析。

（2）本研究干预前后时间较短，政策实施的各项策略并没有完全被理解和接受，行为习惯的影响可能存在于供方活动中，同时政策效应的实现具有滞后性，因此文中数据反映的结果可能并不完全代表政策干预的实际效应。

附录 医生用药行为影响因素及干预研究进展

医生用药行为不仅是导致不合理用药用药的重要组成部分，也是多种不合理用药行为和影响在医生处方上的综合表现。2002 年世界卫生组织报告指出，全球有 1/3 患者死于不合理用药，但不合理用药在医生处方过程中普遍存在：在处方药配制和销售中有 50% 是不恰当的，在能获得药品的患者中，有半数不能正确地使用药品合理用药。通过分析影响医生用药行为的机制，对造成医生不当用药行为的影响因素进行剖析，不仅能够规范医生的用药行为，而且有助于控制不合理用药影响和危害最终通过医生处方传递到患者终端，因此对医生用药行为影响因素进行深入研究，具有规范合理用药的重要意义。

处方是医师以预防和诊疗疾病为目的、针对某一特定对象开具的用药法律文书。医生用药行为是基于医疗服务工作的特点，在社会宏观环境、医疗保健制度和医院的规章制度的约束下，医生结合自身知识水平和临床经验而表现出来的行为习惯。它并非一个处于静态的标准化过程，而是一个动态的高度个体化的行为过程，决定医生用药行为的因素是复杂的。世界各国特别是发展中国家普遍存在不合理和不科学的用药行为，包括我国在内的世界各国也在努力研究医生用药行为，本书旨在于对医生用药行为，特别是影响医生用药行为的影响因素进行评价，对今后医生合理用药起到指导和推进作用。

一、医生用药行为影响机制分析

（一）需求理论

根据马斯洛需求理论，动机存在于人的行为之中，动机有不同的层次，只有基本的动机满足后，其他动机方可激活和出现。马斯洛提出人的五个层级的需求：生理需求、安全需求、归属需求、尊重需求及自我实现需求。基于马斯洛需求理论，医生的用药行为也可以运用需求理论来认识。在处方过程中，除了最基本的生理需求外，医生在用药行为中一贯重视安全的需求。在处方的过程中，医生将安全性作为重要地位。在一项关于处方影响因素排序研究中，"自我保护意识"在 64 个影响因素位列第 14 位；但更重要的是归属需求在医生用药行为中发挥的作用，在五个层次的需求中，归属需求是影响医生用药行为最重要的机制。医生通过医技的实践，包括药品知识和经验的支持，使自己的医技得到发挥，从而实现自己作为医生的归属感。

（二）目标收入模型

麦克吉尔和波里从目标收入模型的角度分析医生用药行为：医疗服务价格具有刚性，在目标收入假设下，医生通过处方药品可以保证他预期目标收入，或者医生将诱导患者的药品需求以保证目标收入；埃文斯则从医生效用角度出发，认为目标收入模型由于医生的负心理效用而存在上限的最高"阈值"，他指出过度的用药行为导致的引致需求会造成医生的负效用，医生要负担引致需求的心理成本（psychic costs），进而保证医生用药行为在一定的区间之内。

（三）计划行为理论

阿耶兹认为人的理性假设会受到现实环境中的外在获益预期、态度、主观规范等行为而发生改变。医生用药行为在不同的环境中，由于外在因素的不同而发生改变，即存在"冲突"。冲突的存在，将影响到医生的处方规范、态度和控制。处方是医生在一定的约束下，按照患者需要，基于自己掌握的知识，对于患者身体健康进行医治的一个判断结果。但是由于医患角度不同，不同医生之间角度不同，导致主体对象不同；时间的差异、观念的差异，都将对处方的理解也完全不同，正面和负面的感受也不同，从而导致医生在处方时的态度多样性。如同样的病情，不同经济水平的患者、有医保的患者和无医保的患者、不同地区的患者、农村和城市的患者都可能导致的处方结果。

（四）决策理论

不同于一般性的确定性决策模型，处方是一个不同因素影响下的决策过程，包括疾病因素，也包括非疾病因素。因此很多决策判断时，不仅因素繁多，而且很难量化，包括疾病程度、预期效果、患者体质、并发症的影响，导致处方决策很难判定，处方决策过程是一个非确定性决策等决策模型。之所以是"等决策"模型，是因为需要判定的各种影响因素都有相应对策，但难以量化确定归类，所以不能确定一个最佳处方决策，从而导致处方决策的多样化。而在实际处方决策过程中，更多的是主观决断，即经验判断将产生出来，尤其是医生的处方，更多时候是一个经验的聚集程度的反映。而各个医生临床经验不尽相同，这进一步导致用药行为的多样性。

二、医生用药行为的影响因素分析

1973 年，Worthen 在英国医学教育杂志上发表了关于用药行为影响的文章，从此医生用药行为研究逐步被重视并且得到良好的发展。

1974 年，第一个药疗过程评估方法正式产生于美国，其目的在于评估药物治疗方案，通过分析不同疾病处方的治疗效果，以使方案合理化，并进行成本有效的药物治疗。可以以处方为中心，评估一个医院或社区药物利用情况，了解药物使用的发展趋势，以及滥用、不合理使用与大处方等现象。研究过程中，先后采用费用、处方数为计量单位。1993 年，WHO 推荐的限定日剂量（defined daily dose，DDD）作为药物消耗统计的计量单位，可方便不同研究结果的比较。该药疗过程评估方法在前期以观察性、分析性研究为主，寻找一些影响医生用药行为的因素，如研究持有基金的全科医生（GP）和不持有基金的全科医生用药行为影响因素的异同；Malcolm 等把新西兰和澳大利亚医生用药行为的影响因素进行比较。后来，有些学者把试验流行病学的方法引入对医生用药行为的研究中，通过比较试验组和对照组处方的差别，研究引起医生用药行为改变的因素。对非类固醇抗易激药物的研究发现，通过施加干预，在 8 个半月的试验期中，使用 BNNSAID（brand name non-steroidal anti-inflammatory drugs）的处方从 10.15% 下降到 6.19%（$P< 0.000\ 1$），节省费用 131 172 美元。

　　总体上，医生用药行为的影响因素包括医生的行为态度、主观意愿、药品疗效、安全性、成本、处方管理方式、患者类型对用药行为的影响，以及药企的推动作用。

（一）医生的行为态度和主观意愿

　　20世纪90年代初，美国研究者通过建立若干个医师处方的行为模式模型分析影响用药行为的因素。Bruce等开展了医生抗生素处方类药物行为研究，研究主要从行为态度和社会常见因素中分析口服抗生素患者的处方管理，试图找出医生选用抗生素的行为模式。抗生素作为美国第二大办公室用药，占到美国总药费的12%，大约有1亿美国人接受抗生素治疗。出于改进患者生存质量和降低患者费用的考虑，对抗生素用药行为进行深度研究和思考尤为重要。研究人员使用了理性因素模型和计划因素模型对医生的用药行为进行分析，在相关的7个抗生素处方上，态度和主观意愿与处方目的有明显关联。但进一步研究发现，通过对调象的医生三个月使用的抗生素处方结构和费用进行分析，发现处方表现的结果与医生表达的行为态度和主观意愿没有直接相关性。但是Bruce所开展的医生处方类药物行为研究的意义在于其研究用药行为模式的方法是通过心理模式和行为模式进行分析的，具有较高的研究价值的。研究指出对于处方研究设计时，应当注意在研究医生的用药行为模式时，应该注重研究不在医保管理下的自然的医生用药行为。通过在处方的心理模式中包含测量感知行为，非医生管理者的决策模式，或者非个人化的因素，药物使用的系统水平将能够好于实际的用药保健。

　　2004年，Kathryn等正式发布了美国FDA对医生行为态度和患者认识对用药行为所展开的系统性调查分析结果。研究通过对患者和医生在选择处方药品时的认知行为因素，以及药品的相关信息来源渠道特殊行为要求及双方的需求理念等研究因素进行全面分析。研究结果表明：①89%患者认识来源于医生，51%来源药剂师；另外调查还发现，只有4%的患者会因为药品广告而向医生提出处方要求，此现象与国内的现状呈现反差。②仅3%的患者对处方费用表示较为关注。此原因可能是和美国良好的社会医疗保障制度息息相关。③73%的医生在用药行为中，会遇到来自患者关于药物信息的干扰。但是，仍有86%的医生能要求患者按自己的处方方案选择用药，相反14%的医生会因为患者的要求改变自身用药方案。值得注意的是，这种情况在不同医生的用药行为中也存在差异。50%的医生认为在处方时毫无压力。但全科医生比专科医生在处方时往往承担更多的压力，即患者对处方的要求。

（二）药品效果、安全性、成本和处方管理方式

　　2001年Glen曾对医生用药行为模式开展相关研究，结果表明处方药物的效果、安全性、管理和成本等对医生的用药行为会产生影响，此外，他提出医师处方受到政策和管理方法（直接因素）及更多的间接因素的影响，这些因素包括规定、处方限制、处方指南、广告、销售代表，以及其他医师和继续教育的影响。相关研究工作从对一般的用药行为模型扩展到具体的处方药物，如医生对激素、抗生素、精神类用药等行为特点的研究。

（三）患者的类型

　　不同患者类型，包括是否是慢性病患者、老年患者或不同性别的患者会对医生的用药行为产生影响。在慢性病管理中，不当用药行为尤为常见，特别是在老年人群。研究显示，21.3%的社区康复患者和40%的家

庭护理患者曾经遇到过不当处方。在住院患者中，25%～35% 的 65 岁以上患者的处方不合理，并且此影响可以延续到出院以后的用药习惯。Gallagher 等曾经对 597 名老年患者进行观察性研究，结果显示医生处方不当的现象在女性患者的比例比男性患者明显增高。并且他们还发现，药方中多于 5 种药品的患者是那些 5 种药品以下的患者发生不合理用药的 3.3 倍。

（四）药企的推动作用

2004 年，Puneet 等针对销售效力对医生用药行为的影响展开分析，以医药企业如何利用营销人员影响医生用药行为研究对象，利用反应模型（response model）演绎这种理论分析方法，并且研究人员进一步地从 116 218 名医生中随即挑选 1000 位医生作为研究对象，使用分层贝因斯曼法进行分析，结合美国医药企业 1996～1998 年两年资料阐述了医生用药行为的关键影响因素。取得了很多有用信息：面谈采访能积极影响到医生在处方某种药品时，提高销售回报率；通过赠送样品可缩短药品的营销周期。以上研究表明，药物的提供方及其他们面对具体医生的营销活动将在很大程度上影响医生的用药行为。

三、医生用药行为的干预研究

对于医生用药行为的干预研究，主要包括政府和国际组织对医生和医学生教育、利用格式化的标签约束医生的用药行为、建立处方跟踪回顾调查制度，以及设定药物津贴计划等措施对医生用药行为进行干预。

（一）医生和医学生的教育干预

对医学生用药行为教育和医生在岗继续教育是目前用药行为的主要干预方式。医生的用药行为一方面受到诸多方面的影响，但如何针对医生的用药行为进行干预，使医生的用药行为能更好地为患者服务也是研究的重点之一。国外学者也曾经对教育干预对医生用药行为的影响做过一系列的研究。教育干预分为单项干预和多重干预。据分析，11% 的干预措施为单项干预，而 89% 的干预措施为多重干预。此研究也显示了干预措施的复杂化和趋势。但同时值得注意的是，并非多重干预的效果就比单项干预的效果好，此结果在多项研究中均有证实。

药物滥用，特别是抗生素滥用，是医生用药行为中常常遇到的问题。相关研究表明，48.4% 的临床医生在将近 1/3 的处方中使用了抗生素类药物，而导致该现象发生的原因主要是由于医生缺乏用药知识的教育和医学教育程度较低。通过专业人员面对面的无任何商业目的的教育，可以有效避免医生因对药物性状了解不充分而导致的药物滥用。但现实情况是，药品种类繁多，医生不可能通过课程就能了解所有的临床处方药。长期来说，教育干预可以在某种程度上避免药物的不合理使用，但为了保证教育作用的持续，后续的教育培训措施必须及时更新。一般来说，医生的药学知识、用药习惯会在一定程度上影响到合理用药。但另一方面，随着互联网的普及，患者从多个角度得到医疗知识，患者自身的自我医疗措施对医生的干预也极大影响了药物的合理使用。

另外，世界卫生组织基本药物行动项目（action programme on essential drugs）支持一项在亚洲、非洲、欧洲、澳大利亚和北美洲的 7 所大学开展的用药行为干预的创新性实验。通过在医学生最后一年的正式训练中提高他们有效处方的能力。结果显示，不论是针对以前讨论过的问题还是新的患者问题，短期的、交互式的、问题导向的治疗学训练课程能明显提高学生有效处方的能力。世界卫生组织和国际卫生行动

（Health Action International）自 2004 年起针对医学生和药学生接受药物促进教育的程度进行了首次世界范围内的调研，在 2007 年向世界范围内的医药院校出版和发行医学生和药学生药学促进指南。

（二）格式化标签规范医生用药行为

格式化标签规范医生用药行为包括用格式化的处方签（打钩处方）进行处方和发药，以及制订诊断和治疗的指南等。对于发展诊断治疗规范，各国进行了大量的干预鼓励处方者决定使用何种药物时遵循合理的决策程序。波士顿教学医院采用抗生素格式化处方干预来纠正常见的处方错误：在格式化处方中开出氯林可霉素和灭滴灵的地方给出相关教育信息鼓励医生一天给药三次而不是四次，原因是这两种药物有较长的半衰期。为了阻碍医生们选择一天四次的给药进度，一天四次的选择栏变暗。这个简单的干预综合使用了管理和教育方法来改善用药行为，通过减少不必要药物的使用节省大量资源。Barbara 等用格式化处方对儿科急诊的处方错误进行了 18 天的随机、限制性干预试验，要求采用特殊的、固定的表格形式来书写处方的各个项目，结果显示格式化处方的使用明显地减少了儿科急诊的用药错误。Eran Kozer 等用临床格式化处方对医生用药行为进行了干预试验。结果表明，在介绍了药物价格信息后，对比同类的组胺 H_2 受体阻滞药西尼替丁，医生选择更昂贵的雷尼替丁的可能性变小，可见格式化处方能在不限制医生选择最合适的药物的自由的前提下改变医生的用药行为。

（三）处方跟踪回顾调查制度

2002 年阿联酋大学的 Margolis 等针对精神类用药的不合理处方展开研究。通过研究 474 例老年精神病患者 1994～1999 年的用药信息，发现不合适的处方用药增加，比如剂量不足，不应该使用的药物成本增加。研究结果说明，应该通过在医保健康体系中建立处方跟踪回顾调查制度规制医生不合理用药行为。

（四）药物津贴计划

澳大利亚通过 Medicare 向公立医院住院患者提供免费药物，并且主要通过药物津贴计划为院外就医人员提供其所需的基本药物。能选入药物津贴计划的药品必须提供其成本-效果、疗效、安全性等一系列材料，并且这些材料能被药物评价部门及经济学委员会对其成本效果、临床疗效等方面进行评价，并最终通过澳大利亚卫生部确定销售价格。与此同时，澳大利亚卫生部会凭借集中采购的优势，与申请进入药品津贴计划的药品进行价格协商，同时采取较为强势的态度，从而有效地控制新药的价格。复杂的审批程序保证了入选的药品优质价廉，保证医生在处方中能给患者安全有效经济的药品。

四、我国医生用药行为影响因素及干预策略研究

我国对于医生用药行为的研究相对起步较晚。程晓明在《卫生经济研究》上发表《医院/医师处方行为分析》的文章，为国内早期研究医生用药行为的代表作。该文章从卫生经济学角度对我们当时的处方管理现状及制度体系作了深入的研究，其研究领域涉及医院补偿机制、处方限价限量限品种的研究、需方要求的用药行为、人员差异的保健制度、用药报销目录、当时的药物供销体质及存在的不当行为七个方面。其中在对医生不正当行为的研究中，发现医生诱导需求与医生不正当处方有正相关关系，并提出通过控制

药品进价和完善基本药物，确定医院分级基本用药范围的方法规范医生的用药行为。

（一）我国医生用药行为的影响因素

江滨等分析了对医药政策法律、社会文化、执业环境、患者特性、药厂促销活动、药品属性、执业环境、医生个人特性的因素与医生用药行之间的关系。

柴鹏佳等对 130 多位临床医生用药行为影响因素进行调研和访谈，通过对 131 份一次性调研问卷及 52 份重复跟踪调研问卷的分析，尝试从个体（群体）的行为模式上，将医师的用药行为的影响因素归纳为医生自身因素、疾病因素、处方因素、患者因素、氛围和政策因素、药品因素及药物供方因素七大类因素，探索处方产生的重要影响因素主体：医生的行为模式。该研究对上述因素作了大量实证研究，并且为管理者和政策制定者提供相应的理论和建议参考。

杨志寅等进一步将影响医生诊疗行为的主要因素归结为 3 个方面。①医师利益因素：包括医师经济收入期望、医师职业风格特点、群体职业风格和同行压力、专业权威和其他因素 5 类因素。②患者利益因素：包括患者经济利益代言人（医保成本）、患者病情、患者需求、防御性医疗行为（如法规和知情权）、患者基本情况、患者就诊便利性等远类因素。③社会利益因素：包括社会资源、医疗资源利用两类因素。杨志寅从社会行为学的角度，以较大的视野分析了医师用药行为的影响因素，并提出医师的诊疗行为是可变的，是多因素作用的一种积累到质变过程。基于以上研究，他提出了改善诊疗行为的对策建议，包括对医师业务能力和职业素质的再教育、医疗信息反馈建立、医疗服务报酬机制的改变和行政干预等。

张辉文等通过对医生用药行为的影响因素分析发现：不仅医师技术和医生的用药习惯对用药行为产生影响，而且经济利益诱导及医生用药行为时的心理对于用药行为具有重要作用；于坤等的研究表明医疗保健制度、医院的补偿机制、药品自身的因素、专业期刊的药品信息和传媒的作用对医生用药行为会产生影响，同时特别指出，当患者表达获得药品的期望时，尤其是当医生意识到患者有这种期望时，患者得到药品的频率要显著性增强。

章洋通过对基层医疗机构注射药物滥用的研究发现：由于我国的药品生产企业众多，规模较小，普遍存在研发能力薄弱，产品异质性较低；且药品流通环节众多，从而产生药品价格秩序混乱，在市场经济利益的驱使下，药品生产和经营商可能会采取一些不正当的手段诱导医生改变自身的用药行为，诸如处方回扣、红包推销等手段。同时，部分药品生产及销售企业为了提高产品销量而在媒体上发布虚假广告，擅自篡改药品监督管理部门审批过的广告内容，吹嘘药品的有效性。这些行为都会给医生用药行为产生影响。

（二）我国医生用药行为的干预策略研究

孙晓筠等曾对参加新型农村医疗保险的两个县 30 个卫生室的乡村医生的用药行为进行研究，以获得新型农村合作医疗如何影响乡村医生的用药行为。研究发现：造成农村不合理处方的原因有多种，如来自患者的因素，如患者的收入水平、文化背景和个人爱好等都可能在一定程度上对乡村医生的用药行为产生影响；并且由于医患双方在信息上的不对称，研究者认为造成不合理处方的原因主要在于乡村医生方面，并且乡村医生知识的缺乏是重要因素。另一方面，村卫生室的私有化也导致政府对乡村医生的监管乏力，建立一个健全规范的监管体制和有效的激励机制，可以在一定程度上解决这个问题，使村医可以提供更为安全有效的服务。

孟庆跃论述了医生在药品处方和销售中处于控制地位的现象，指出医务人员由于较低的基本工资和潜在的较高的药品回扣利润，具有诱导患者需求的倾向，并实证列举在重庆、甘肃和河南的乡镇卫生院和村卫生室存在的不合理用药行为，同时，提出了分离医生处方权和配药职能的建议。Lucy Reynolds 等对中国抗菌药物不合理使用的一项研究，通过对没有适应证患者却采用抗菌药物治疗的处方进行分析，并对该类患者及其主治医生进行访谈，发现不仅医生诱导患者使用不必要的抗菌药、输液和注射十分普通，而且由于患者缺少临床医药知识和希望早日康复的期望，认为多开药，尤其是使用新药是必要的，即医患双方在实质上达成了过度用药的一致。

陈英耀教授和 Stuart O. Schweitzer 的一项医药政策研究表明，在按项目付费的支付方式下，医生具有很强的提供昂贵的医疗机械和新型药品的欲望，因此成本补偿型的后付制的支付方式不能达到控制卫生费用的目标。张翠华等对医生用药行为的影响因素进行分析，文章从多个纬度全面分析可能影响医生用药行为的因素，主要包括以下几个方面：医生自身因素、需方因素、基本药物制度因素、第三方支付影响因素、药品因素、同行效应和信息来源。研究者认为，医生的用药行为受到很多因素的影响，要约束规范医生的用药行为，重要的是将医院的作用和功能正确地和政府在卫生领域中的作用联系起来，建立可能有效的监管体制和绩效评价体制，改变医生的逐利趋势，构建有效的激励机制，提高合理用药水平，降低医患间信息不对称的程度，才能使医生更好地代表患者的利益，从而保障患者的权益。

王衍等通过 KABP（knowledge，attitude，belief，practice）模式对医生的处方进行分析，研究结果表明影响医师用药行为的个体行为特征的主要包括①知识和学习层面，主要包括医生的教育培训背景，药品专业知识和药品信息来源知识。②信念和态度层面，包括医生的个人用药习惯和个人态度。③行为层面，主要是从医生引导患者需求行为和患者自身需求两个角度分析。因此，规范医生的用药行为，就要从以下几个角度着手：开展合理用药的教育和培训，提供正确、适宜的药品信息，合理引导医生的用药行为，加强基本药物的宣传工作，提高人群健康的教育质量和效果，完善公立医院补偿机制，建立医药分离的医疗运行机制，加大对药品生产、流通环节的监管力度，打通一条绿色的透明通道，建立科学合理的药品定价机制，并完善药品市场的价格监督机制，建立第三方评审和监管制度。

五、小　　结

通过对比我国与国际上医生用药行为影响因素，我们可以发现，除了需方不合理用药需求因素外，药品的疗效、安全性和成本是影响医生处方的影响因素，提示药品的质量和价格对于医生的用药行为具有激励作用，同时医生主观意愿和心理对于用药行为产生重要的影响作用，然而在信息不对称条件下，医生的这种心理很难被患者发现。鉴于我国的具体国情及不同国家卫生体制的不同，我国在财政卫生投入力度、医疗保障制度建立尚不完善的情况下，导致了卫生服务供方，尤其是在基层医疗机构在既定的卫生体制下，存在可以获利的空间而导致不合理的用药行为，而这种现象又由于医生占据信息优势而不易发现，同时对于基层医疗机构的监管不到位。因此，我国处方不当的现象在很大程度上是由于监管缺位的前提下，医生的主观心理需求与客观的经济补偿政策激励造成的。这也提示可以通过药品价格政策的改革、医保支付方式的调整及补偿机制调整来改变医生的用药行为，实现患者的合理用药需求。

参 考 文 献

柴佳鹏. 2009. 临床医生处方行为的影响因素分析与实证研究 ［D］. 上海：复旦大学.

程晓明，陈文. 1996. 医院/医生处方行为分析［J］. 卫生经济研究，12（12）：14-16.

董恒进，陈洁. 1998. 临床药物利用评价［J］. 中华医院管理杂志，14：456-458.

江滨，李妍嫣，史录文，等. 2009. 影响医生处方行为的因素研究［J］. 中国医药技术经济与管理，3（11）：41-44.

桑新刚. 2010. 促进居民合理用药-需方角度［J］. 中国卫生事业管理，27（11）：744-746.

沈璐. 2003. 澳大利亚的国家药物政幕简介［J］. 上海医药，24（6）：281-282.

石光，赵树理. 2003. 澳大利亚的药品消费与管理［J］. 中国全科医学，6（2）：174.

孙晓筠，Adrian-Sleigh，李士雪，等. 2006. 新型农村合作医疗对乡村医生处方行为的影响研究［J］. 中国卫生经济，25（4）：42-44.

王青，兰奋，肖爱丽. 2003. 不合理用药问题及干预研究［J］. 中国临床药理学杂志，19（1）：75-78.

王衍，冯占春，徐淑曼. 2012. KABP模式下个体行为特征对处方行为的影响［J］. 中华医院管理杂志，28（7）：544-547.

杨志寅. 2004. 诊断行为与诊断思维［J］. 中国行为医学科学，13（4）：466-468.

杨志寅. 2005. 诊疗行为的影响因素及对策［J］. 中国行为医学科学，14（10）：865-868.

于坤，曹建文，傅华，等. 2002. 影响医生处方行为的因素分析［J］. 中华医院管理杂志，2（2）：92-94.

张翠华，贺加. 2011. 基于医生处方行为的影响因素及约束机制分析［J］. 中国社会医学杂志，28（4）：246-248.

张辉文，刘恒戈. 2001. 医师处方行为影响因素与药师作用［J］. 医药导报，20（8）：535-537.

章洋. 2010. 农村基层医疗机构滥用注射药物问题的危害、原因及对策研究.［J］ 中国初级卫生保健，24（5）：3-6.

Ahluwalia J S，Weisenberger M L，Bernard A M，et al. 1996. Changing physician prescribing behavior: a low cost administrative policy that reduced the use of brand name non-steroidal anti-inflammatory drugs［J］. Preventive Medicine，25（6）：668-672.

Bloom B S. 2005. Effects of continuing medical education on improving physician clinical care and patient health: a review of systematic reviews［J］. Int J Technol Assess Health Care，21：380-385.

Capella D. 1993. Descriptive tools and analysis. Drug utilization studies-methods and uses. Finland: WHO Regional office for Europe，45（45）：55-78.

Davis D A，Thosmon M A，Oxman A D，et al. 1999. Changing physician performance［J］. JAMA，274：700-705.

Evans R G. 1974. "Supplier-induced demand: some empirical evidence and implication" //Perlman M. The economics of health and medical care. London: Macmillan.

Gallagher P F，Barry P J，Ryan C，et al，2008. Inappropriate prescribing in an acutely ill population of elderly patients as determined by beers' criteria［J］. Age Ageing，37（1）：96-101.

Gallagher P. 2008. Screening tool of older persons' potentially inappropriate prescriptions: application to acutely ill elderly patients and comparison with Beers' criteria［J］. Age Ageing，37（6）：673-679.

Gill P S，Vermeulen K M，Freemantle N，et al. 1999. Changing doctor prescribing behaviour［J］. Pharm World Sci，21：158-167.

Glen. 2004. Factors that influence prescribing decisions［J］. The annals of pharmacotherapy，38（4）：557-562.

Grindrod K A，Patel P，Martin J E. 2006. What interventions should pharmacists employ to impact health practitioners' prescribing practices［J］. Ann Pharmacother，40：1546-1557.

Henri R，Manasse J R. 1989. Medication use in an imperfect world: drug mis-adventuring as an issue of public policy，part one［J］. American Journal of Pharmacy，46：931.

Jasjit S，Ahlumalia M D. 1996. Changing physician prescribing behavior：a low-cost administrative policy that reduced the use of brand name non-steroidal anti-inflammatory drugs［J］. PMED，25（6）：668-672.

Kozer E，Scolnik D，Mac Pherson A，et al. 2005. Using a preprinted order sheet to reduce prescription errors in a pediatric emergency department：a randomized，controlled trial［J］. Pediatrics. 116（6）：1299-1302.

Lambert B L. 1997. Factors associated with antibiotic prescribing in a managed care setting［J］. Social Science & Medicine，45（12）：1767-1779.

Liu G G. 2002. The continuing challenge of inappropriate prescribing in the elderly：an update of the evidence［J］. J Am Pharm Assoc（Wash），42（6）：847-857.

Margolis A. 2002. Prescribing behavior for the elderly in the United Arab Emirates［J］. Archives of Gerontology and Geriatrics，35：35-44.

McGuire T G，Pauly M V. Physician response to fee changes with multiple payers［J］. Journal of Health Economics，10（1991）：385-410.

Odusanya O O，Oyediran M A. 2004. The effect of an educational intervention on improving rational drug use［J］. Niger Postgrad Med，6（2）：126-131.

Puneet M. 2004. Responsiveness of physician prescription behavior to salesforce effort：an individual level analysis［J］. Marketing Letter，15（2-3）：129-145.

Reynolds L，McKee M. 2009. Factors influencing antibiotic prescribing in China：an exploratory analysis［J］. Health Policy，90（1）：32-36.

Sahin H，Arsu G，Koseli D，et al. 2008. Evaluation of primary health care physicians' knowledge on rational antibiotic use［J］. Mikrobiyol Bul，42（2）：343-348.

Services，U. S. D. o. h. a. h.，2006. Closing the quality gap：a critical analysis of quality improvement strategies antibiotic prescribing behavior［J］. Agency for Healthcare Research and Quality，14（1）：1-12.

Sun Q，Santoro M A，Meng Q Y，et al. 2008. Pharmaceutical policy in China［J］. Health Affairs，27（4）：1042-1050.

Worthen D B. 1973. Prescribing influences：an overview［J］. Medical Education，7（2）：109-117.